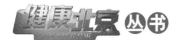

北京电视台《健康北京》栏目组／主编

Ninde Xinshi Yao Liuyi

# 您的心事
## 要留意

U0226484

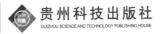

经济管理出版社
ECONOMY & MANAGEMENT PUBLISHING HOUSE

贵州科技出版社
GUIZHOU SCIENCE AND TECHNOLOGY PUBLISHING HOUSE

图书在版编目（CIP）数据

您的心事要留意 / 北京电视台《健康北京》栏目组主编 .—北京：经济管理出版社，2016.1
（健康北京丛书）

ISBN 978-7-5096-3301-4

Ⅰ.①您… Ⅱ.①健… Ⅲ.①心脏病—防治 Ⅳ.① R541

中国版本图书馆 CIP 数据核字（2014）第 188428 号

图书在版编目（CIP）数据

您的心事要留意 / 北京电视台《健康北京》栏目组主编 .—贵阳：贵州科技出版社，2016.1
（健康北京丛书）

ISBN 978-7-5532-0310-2

Ⅰ.①您… Ⅱ.①健… Ⅲ.①心脏血管疾病—诊疗 Ⅳ.① R54

中国版本图书馆 CIP 数据核字（2014）第 263024 号

策划编辑：杨雅琳
责任编辑：杨雅琳　张　慧　熊兴平
责任印制：司东翔
责任校对：陈　颖

出版发行：经济管理出版社
（北京市海淀区北蜂窝 8 号中雅大厦 A 座 11 层 100038 ）
网　　址：www.E-mp.com.cn
电　　话：（010）51915602
印　　刷：北京文昌阁彩色印刷有限责任公司
经　　销：新华书店
开　　本：720mm×1000mm/16
印　　张：15.5
字　　数：238 千字
版　　次：2016 年 3 月第 1 版　2016 年 3 月第 1 次印刷
书　　号：ISBN 978-7-5096-3301-4
定　　价：58.00 元

# 健康北京丛书编委会

顾 问：

王彦峰　桑国卫　赵多佳　徐 滔

主 任：

张青阳　李小峰　杜 研

副主任：

宁文茹　陈 晔　施卫平　陈中颖　郭 颖　王 萌

委 员：

陆 平 赵 越　张晨曦　刘昭阳　徐梦白　武冠中
宋景硕　罗中苑　李梦瑶　阎成锴

# 专家介绍 ||||||||||

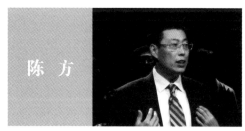

### 陈 方

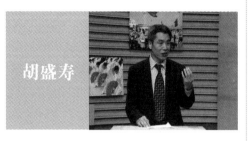

### 胡盛寿

胡盛寿，男，中国工程院院士，国家"973项目"首席科学家，主任医师，教授，博士生导师。现任国家心血管病中心副主任（主持工作），中国医学科学院阜外医院院长，心血管疾病国家重点实验室主任，国家心血管疾病临床医学研究中心主任，《中国循环杂志》主编，法国医学科学院外籍院士。从事心血管外科专业20余年来，在冠心病外科、瓣膜外科和先心病外科有极高学术造诣，是目前国内心血管外科新生代学术带头人之一。

陈方，男，主任医师、教授、硕士研究生导师，首都医科大学附属北京安贞医院副院长。现担任中国老年保健协会心血管专业委员会常务委员、国家卫生计生委心血管疾病介入诊疗培训基地（冠心病介入）导师、中国医促会心血管病分会副秘书长、中国医院协会法制专业委员会常务理事、北京市朝阳区医学会副会长、北京市卫生法学会理事、中国行为法学会医疗行为研究中心秘书长、北京市朝阳区人大常委会教科文卫工作委员会委员。获国家科学技术进步二等奖一项，国家卫生计生委科学技术进步二等奖一项，北京市科技进步二等奖一项。完成冠心病介入诊治上万例，擅长慢性冠心病、急性心肌梗死、心力衰竭、心脏瓣膜病、心律失常、心肌疾病、高血压病、心包疾病及疑难复杂先心病的诊疗。

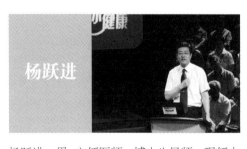

### 杨跃进

杨跃进，男，主任医师，博士生导师。现任中国医学科学院阜外医院副院长。目前兼任国家卫生计生委海峡两岸医药卫生交流协会副会长、海峡两岸医药卫生交流协会心血管病委员会主任委员、中华医学会心血管病分会副主任委员、中国医师协会心血管分会副会长、北京市心血管介入质控中心主任、中华心血管病杂志副总编、中华医学杂志等20多家杂志的编委。

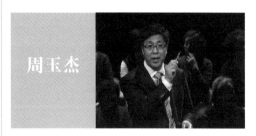

### 周玉杰

周玉杰，男，首都医科大学附属北京安贞医院副院长、北京市心肺血管疾病研究所常务副所长。主任医师，教授，博士生导师，博士后站负责人。兼任美国心脏病学院资深委员（FACC）、美国心律学会会员（FHRS)、美国心血管造影与介入治疗学会会员（FSCAI）、欧洲心脏病学会会员（FESC）、中华医学会心血管病学分会秘书长、中国老年学学会心脑血管专业委员会副主任委员、中华医学会北京心血管工作委员会副主任委员、中国医师协会基层工作委员会主任委员、中国医师介入协会心血管专业委员会主任委员、中央保健委员会会诊专家等。任《心肺血管病杂志》社长兼副主编、Chinese Medical Journal 等多家医学杂志编委。擅长复杂、高难度和高风险的冠心病介入治疗。曾获"北京市卫生系统领军人才"、"卫生优秀科技人才"、"新世纪国家级百千万人才及中青年突贡专家"、"国家临床重点专科学科带头人"等荣誉称号。

主任委员等。为《北京大学（医学版）学报》、《中国介入心脏病学杂志》、《JACC 心血管介入杂志（中文版）》及《中国医学前沿杂志（电子版）》副主编；《中华医学杂志》、《中华内科杂志》、《中华心血管病学杂志》、《国际心血管病学杂志》、《基础医学与临床》、《中华老年多器官疾病杂志》等杂志编委。长期从事心血管疾病的临床、教学和科研工作，在内科及心内科方面具有较广泛的理论知识和丰富的临床经验。在冠心病介入治疗，心脏康复等方面有较深造诣。主要研究方向：冠心病介入治疗、心血管疾病的现代康复治疗、冠心病及心力衰竭生物标记物与发病机制研究等。作为课题负责人先后主持 10 余项省部级科研课题。已培养研究生 50 余人，出站博士后 2 人。主编心血管学术专著 2 部，主译 4 部，发表学术论文 150 余篇。

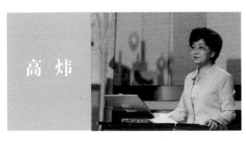

高炜，女，教授，主任医师，博士生导师。北京大学第三医院副院长、心内科兼大内科主任、血管医学研究所所长，国家卫生计生委心血管分子生物学与调节肽重点实验室主任、分子心血管学教育部重点实验室心血管疾病研究室主任。为第十二届全国政协委员，第十二届北京市政协常委。美国心脏学院专家会员（FACC），欧洲心脏病学会专家会员（FESC），兼任中华医学会心血管病学分会常委，动脉粥样硬化与冠心病学组组长；中国康复医学会心血管病专业委员会副主任委员、中国医师协会康复医师分会心肺康复专业委员会副主任委员、中国医师协会心血管病学分会常委、中国医疗促进会心血管分会常委、中国老年保健协会心血管专业委员会常委、北京医师协会心血管病专业委员会副会长、北京康复医学会心肺康复分会副

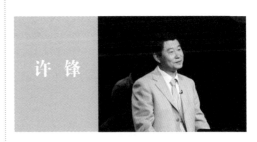

许锋，男，北京医院副院长，心血管内科主任医师。具有丰富的临床工作经验，能够独立处理各种心脏急重症及复杂病例。主要业务专长为冠心病介入治疗（如冠状动脉支架），心脏危重症的抢救，如急性心肌梗死、心力衰竭、心源性休克、严重心律失常和高血压、高脂血症、冠心病的防治、老年人心脏保健等。曾参加编写"实用老年医学小百科"、《糖尿病实用诊疗手册》、《心脏急症》、《新编心血管疾病鉴别诊断学》等医学专著。

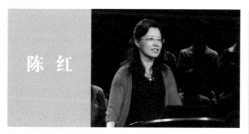

陈红

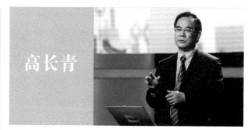

高长青

陈红，女，医学博士，心内科教授，主任医师，博士生导师，享受国务院政府特殊津贴专家。现任北京大学人民医院党委书记、心脏中心主任、心内科主任，国家卫生计生委心血管分子生物学与调节肽重点实验室副主任，北京大学医学部心血管内科学系副主任；目前兼任中华医学会北京分会内科专业委员会候任主任委员、中欧大学动脉粥样硬化学院院长、欧洲心脏病学会Fellow、中华医学会心血管病学分会委员、中国医师协会心血管内科医师分会常委等职，并担任《中华心血管病杂志》和《中华预防医学杂志》等期刊编委。长期从事心血管疾病的临床工作，对常见和疑难危重心血管疾病的诊治具有丰富的临床经验，尤其擅长高脂血症、冠心病、高血压和心力衰竭的诊治。近年来主持和参与"十二五"国家科技支撑计划、国家自然科学基金、北京市科技计划重大项目等课题10余项；发表论文70余篇，包括在心血管领域有影响力的国际期刊上发表多篇论著；主持编撰和翻译《血脂异常诊断和治疗（第二版）》、《临床血脂学——Braunwald心脏病学姊妹卷》和《哈里森内科学手册（第18版）》等9部学术专著；获得国家级教学成果一等奖、中华医学科技三等奖、中华预防医学科技三等奖、北京市科学技术三等奖、第十二届"吴杨奖"、北京市高等学校教学名师奖、全国科教文卫体委员会和联合国教科文组织评选的"2007年度中国十大管理英才"等奖励与荣誉10余项。

高长青，男，现任中国人民解放军总医院副院长，全军心脏外科研究所所长，主任医师，二级教授、博士生导师。法国外科学院院士，国际微创胸心外科学会常委，亚洲胸心血管外科学会常委，国际机器人心脏外科合作与研究中心主任，国家卫生计生委机器人心脏外科培训基地、全军机器人手术培训基地、国际达芬奇机器人外科培训基地主任。目前是中国医师协会心血管外科分会会长。中华医学会胸心血管外科学分会副主任委员，全军胸心血管外科专业委员会主任委员，北京医学会心脏外科分会主任委员，中华医学会理事，北京医学会常务理事。擅长冠心病、先心病、瓣膜病及大血管疾病的外科治疗，尤其是老年及高龄、高危冠心病微创外科治疗，左室室壁瘤手术，是我国机器人微创心脏手术的创始人。

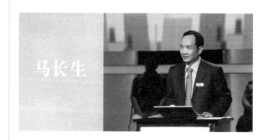

马长生

马长生，男，主任医师，教授，博士生导师。现任首都医科大学附属北京安贞医院心脏内科中心主任、国家心血管临床医学研究中心主任、北京市心血管疾病防治办公室主任、首都医科大学心血管病学系主任。兼任中国医师协会心内科医师分会会长、中华医学会心血管病学分会副主任委员、中国生物医学工程学会常务理事兼心律分会候任主任委员，担任国内外30余种学术期刊的编委。主要从事心血管疾病的防治和临床实效研究，擅长心房颤动和复杂心律失常的导管消融，在国内最早开展心房颤动经导管射频消融治疗。协助国内200余家医院开展心律失常的导管消融，培养了大批介入治疗专业人才。

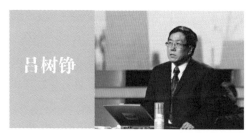

吕树铮，男，主任医师，教授，博士生导师。现任首都医科大学附属北京安贞医院大内科主任，心脏内科中心心内一科主任。担任中国医疗保健国际交流促进会心血管病管理专业委员会主任，国家保健局老年心血管委员会副主任委员，中央保健委员会会诊专家。担任《中华心血管病杂志》副主编、《心肺血管病杂志》副主编、《中国循证心血管杂志》副主编。作为心内科主任，既有良好的医德医风，又有着丰富的临床经验，尤其是在冠心病介入治疗方面，对于复杂、高难病变有着独到的见解。作为国内冠心病介入治疗个人例数最多的专家之一，至今已成功完成了10000余例手术，其中包括许多高难、复杂病例，如多支血管病变、无保护左主干病变、慢性闭塞病变等，在2012年荣获"中国名医百强榜"上榜名医。

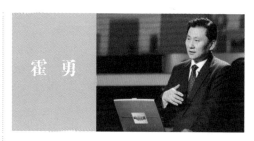

霍勇，男，北京大学第一医院主任医师、教授、博士生导师，现任北京大学第一医院心血管内科主任、心脏中心主任，擅长冠心病的介入治疗，在心血管疑难、重症的诊治方面具有丰富的临床经验。现任中华医学会心血管病学分会主任委员、中华医学会心血管介入治疗培训中心主任、亚太心脏协会主席、亚太介入心脏病学会秘书长、《中国介入心脏病学杂志》等杂志主编、国家卫生计生委心血管疾病介入诊疗技术管理专家工作组组长等。

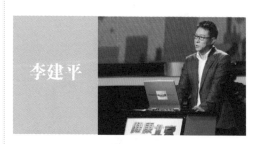

李建平，男，北京大学第一医院心血管内科主任医师、教授，现任北京大学第一医院心血管内科副主任、北京大学心血管临床研究所副所长。主要从事高血压、高脂血症的诊治以及冠心病的介入治疗，主要学术任职为：中华医学会心血管病分会冠心病与动脉粥样硬化学组委员、中国医师协会心血管内科分会委员、中国医师协会介入医师分会心脏介入副主任委员、国家卫生计生委冠心病介入诊疗培训基地导师、北京市医师协会心血管内科专家委员会理事、北京市心血管介入诊疗质控专家委员会委员。

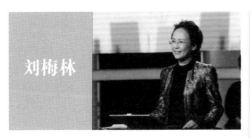

刘梅林

刘梅林，女，北京大学第一医院主任医师，教授，博士生导师，现任老年病内科主任，在心血管疾病，特别是动脉粥样硬化相关疾病方面有丰富的临床经验。多年来从事心血管疾病的临床、教学及科研工作，有丰富的临床经验。为国家"十二五"支撑及国家国际科技合作专项项目课题负责人。现任中国医师协会心血管内科医师分会常委、副会长，中华医学会心血管病学分会委员、副秘书长，中国老年学学会心脑血管专业委员会副主任委员、总干事，北京医学会心血管专业委员会副主任委员。为美国心脏病学学院专家会员（FACC），欧洲心脏病学会专家会员（FESC）。

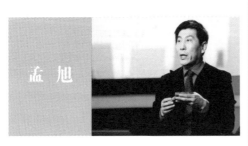

孟旭

孟旭，男，主任医师，教授，博士生导师。北京市心脏移植及瓣膜外科诊疗中心主任，担任中国医师协会心血管外科分会常委兼副总干事，瓣膜病学术委员会主任委员、中华医学会胸心血管外科学会全国常委、中华医学会北京胸心外科学会常委、中华医学会北京器官移植学会委员、北京吴英恺医学发展基金会理事长、国际小创伤协会理事（2009～2011年）、北京医学会心外分会常委、北京医师协会心外科

分会副会长等。擅长心脏瓣膜修复手术，尤其是风湿性瓣膜修复技术，重症瓣膜疾病治疗、外科房颤射频消融术、心脏移植、ECMO 辅助及终末期心力衰竭的外科治疗等。

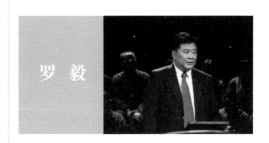

罗毅

罗毅，男，主任医师（2003），研究生导师，医学学士，工商管理硕士。曾任北京安贞医院副院长、小儿心脏科主任；北京心肺血管疾病研究所所长（2003）、首都医科大学第六临床医学院副院长（2004）；首都医科大学胸心血管外科学系副主任（2006）；北京市儿童心血管病中心副主任（2002）。2010～2012年任首都医科大学附属北京儿童医院副院长。2002～2004年在北京大学光华管理学院学习，获得工商管理硕士学位。现任首都儿科研究所所长、附属儿童医院院长。1983年毕业于第四军医大学，从医30余年。1988年起专业从事小儿心脏外科，经过系统的专业培养及训练。参加心脏手术5000余例，独立施行小儿心脏手术近3000例。参加多项科研工作，发表学术论文50余篇，5次获得北京市及卫生计生委科学技术进步及成果奖。1995～1997年，赴美国匹兹堡大学儿童医院及盐湖城 LDS 医院心脏外科进修学习，并赴英国伦敦 Royal Brompton 医院及牛津大学附属医院访问交流。1997年回国后担任安贞医院小儿心脏外科主任，主持开展低年龄低体重的婴幼儿及新生儿心脏外科手术治疗。

专业特长为儿童先天性心脏病外科手术治疗，

尤其擅长婴幼儿复杂心脏畸形的手术治疗，对各种复杂先天性心脏病的外科手术治疗技术有丰富经验。已经开展过婴儿完全性肺静脉畸形引流、完全性心内膜垫缺损根治术；婴儿主动脉弓中断的分期和一期根治术；婴儿主肺动脉窗和 I 型共同动脉干根治术；婴儿左冠状动脉起源于肺动脉矫治术；新生儿、婴儿肺动脉瓣闭锁和极重度肺动脉瓣狭窄的外科手术；完全性大动脉转位的 Senning 手术，Rastelli 手术，DKS 手术和新生儿期 Switch 手术；单心室类畸形的双向 Glenn 手术，半 Fontan 手术，全 Fontan 手术及 TCPC 全腔静脉分流术等。

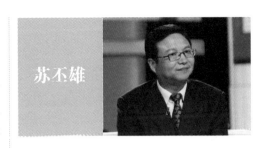

苏丕雄

苏丕雄，男，医学博士，主任医师，教授，博士生导师；现任首都医科大学附属北京朝阳医院心脏中心副主任、心外科主任；首都医科大学心脏学系副主任。兼中华医学会胸心血管外科分会全国委员，中华医学会心脏外科北京分会副主任委员，中国医师协会心脏外科医师分会全国委员，多种杂志编委等职。国内心外科界知名专家，在冠脉搭桥治疗冠心病方面享有盛誉。累计完成冠脉搭桥手术 5000 余例，成功率约 99%，目前每年完成冠状动脉搭桥术约 400 例。熟练完成不停跳搭桥、室壁瘤切除 + 搭桥、瓣膜成型或置换 + 搭桥等高难手术。完成各种瓣膜置换、成型、心脏移植，各种复杂先心病及主动脉瘤大血管疾病的外科治疗 800 余例。国自然，市自然基金承担及评审专家，参加国家级及国际合作科研项目三项。已培养硕士研究生、博士研究生 15 名。

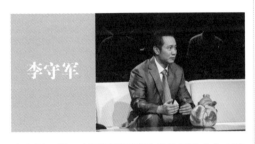

李守军

李守军，男，中国医学科学院阜外医院小儿心脏外科中心主任及六病区主任，主任医师，教授，博士生导师，中国医师协会胸心血管外科学分会先天性心脏病委员会副主任委员，《中国循环杂志》等杂志编委；"新世纪百千万人才工程"国家级人选。享受国务院特殊津贴，是新华网首届 50 名中国好医生之一。师从郭加强教授，1991 年获中国协和医科大学硕士学位。2000 年赴法国深造学习。从事小儿心脏外科 29 年，完成各类心脏手术 5000 余例，擅长低年龄及低体重患儿复杂、危重先天性心脏病的外科治疗。负责和指导"十五"、"十一五"、"973"等国家级重大科研课题 10 余项。获国家级部级奖励 3 项，市级奖励 4 项，参编专著 3 部，发表论文 60 余篇，多次在海外国际学术会议演讲，扩大了我国心脏外科的国际影响。

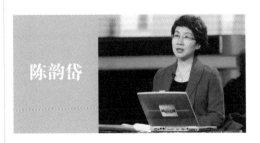

陈韵岱

陈韵岱，女，医学博士，教授，主任医师，博士生导师。现任中国人民解放军总医院心血管内科主任，解放军老年心血管病研究所所长。中华医学会心血管病分会委员、副秘书长；全军心血管内科专业委员会副主任委员；亚太心脏联盟委员女性心脏委员会主席；中国医疗促进保健学会心血管病委员会副主任委员；中国医师协会心血管分会常委；北京医师协会心血管内科专科医师分会副会长；美国心脏病学会委员、欧洲心脏病学会委员、欧洲动脉粥样硬化学会委员。是《Journal of Geriatric Cardiology》（SCI 收录）主编；《中华老年多器官疾病杂志》副主编；《中国心脏介入杂志》副主编；《中国循证心血管医学杂志》副主编；《中华心血管病杂志》、《中国循环杂志》、《解放军医学杂志》、《人民军医》等杂志的编委。从事冠心病介入治疗 18 年，对复杂冠心病介入治疗和冠脉腔内影像技术有较深造诣。应用国际先进的影像学技术并结合临床流行病学方法，不断探索和创新冠心病诊断治疗新技术，提高冠心病的个体化诊治水平；解决了冠心病介入治疗严重并发症的预警和防治难题。开拓性地开展国产药物洗脱支架的研发并进行新器械的临床评价和应用推广，在国内率先开展曾为"介入禁区"的无保护左主干病变介入治疗和切割球囊治疗支架再狭窄技术；创新性应用光学相干断层成像和 CT 新技术，优化冠脉介入治疗策略，显著提高复杂冠脉手术即刻成功率；建立介入术后无复流、造影剂肾病的防治新策略，改善远期疗效；是多个国产药物洗脱支架自主研发专利人和临床评价负责人。率先完成全军首例经皮主动脉瓣膜置入术、顽固性高血压的肾动脉交感神经 Simplicity 射频消融术。荣获军队医疗成果一等奖 1 项，教育部技术推广一等奖 1 项、军队医疗成果二等奖 1 项，近 5 年以第一或通讯作者发表 SCI 论文 40 篇，总影响因子 92.032。近 5 年诊治复杂冠心病患者 3000 余名，荣获 2012 "中国名医百强榜"上榜名医。

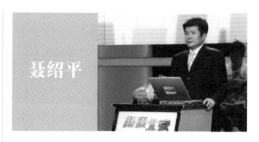

聂绍平

聂绍平，男，教授，主任医师，医学博士，博士研究生导师，国家卫生计生委心血管疾病介入诊疗培训基地首批冠心病介入培训导师。现任首都医科大学附属北京安贞医院急诊危重症中心主任，兼任中国医师协会心血管内科医师分会总干事、中国医师协会心血管内科医师分会常委、中华医学会心血管病学分会动脉粥样硬化与冠心病学组成员、北京医学会心血管专科医师分会理事、长城心脏病学国际会议（GW-ICC）秘书长、《中国心血管病研究杂志》编辑部主任等职。擅长冠心病介入治疗，个人累计完成经皮冠状动脉介入治疗（支架术）达 8000 余例，先后应邀协助国内近百家医院开展心血管介入诊疗技术。主要从事冠心病临床与研究工作。

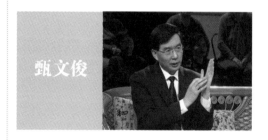

甄文俊

甄文俊，男，现任北京医院心血管外科主任，大外科教研室主任，主任医师。北京大学医学部教授，北京大学医学部心血管外科学系副主任。兼任中国医师协会心血管外科医师分会常委，中华医学会胸心血管外科分会委员，北京医学会心血管外科学会副主任委员。曾任中国医师协会胸外科医师分会副会长，国家科学技术奖评审专家。为《中华胸心血管外科杂志》、《中华老年医学杂志》、《中国胸心血管外科临床杂志》、《中国循环杂志》、《中国体外循环杂志》、《中国心血管杂志》、《中国医刊》、《北京医学》等专业刊物编委。在冠心病、心脏瓣膜病、大血管疾病等疾病手术治疗方面积累了丰富的经验。尤其对高龄老年人及复杂患者心血管外科手术及围手术期处理有很高的水平。近期为2例90岁以上超高龄患者成功实施冠脉搭桥术。在国内较早开展了自体动脉材料冠状动脉搭桥、非体外循环心脏不停跳冠状动脉搭桥、内窥镜获取大隐静脉、微创冠脉搭桥等新技术，取得了良好的临床效果，并在临床和基础研究方面做了大量的工作，这两项技术分获北京医院两个新技术一等奖。 作为主要完成者获得部级科技进步二等奖2项，作为课题负责人获得局级科技进步一等奖1项、二等奖3项。发表学术论文50余篇。参加了《中国老年医学》、《普胸外科基础》、《现代老年病诊疗手册》、《临床急症诊断治疗学》、《心胸外科学精要》、《实用老年医学小百科》等著作的编写。

富的临床经验，曾先后两次近5年留学德国，分别在斯图加特心脏中心和德国心脏中心（柏林）从事临床和研究工作并获德国柏林自由大学医学院医学博士学位。主治疾病包括各种先天性心脏病、心脏瓣膜疾病、冠心病、大血管病及外周血管闭塞性疾病，近年开始终末期心脏病的治疗即人工心脏辅助装置和心脏移植工作。

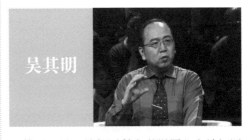

吴其明，男，首都医科大学附属北京地坛医院心内科主任，主任医师。北京医师学会心血管分会理事，首都医科大学心脏病学系委员。1987～2010年在北京天坛医院心内科工作，主管CCU病房和心脏介入治疗十余年，对于心脏危重症的抢救有丰富临床经验，累计完成各类心脏介入手术过万例，2010年底调入北京地坛医院任心内科主任，使地坛医院心内科达到北京市心内科医院排名中上水平。

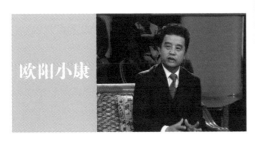

欧阳小康，男，医学博士，副主任医师，现任北京医院心血管外科副主任。现为中华医学会心胸血管外科分会会员，北京医师协会心血管外科分会理事。长期从事心胸血管外科临床工作，有丰

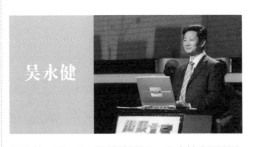

吴永健，男，中国医学科学院、北京协和医学院教授，博士研究生导师，国家心血管病中心、阜外医院心脏内科学主任医师，冠心病中心副主任

兼任22病房主任，北京海淀医院心内科主任，厦门市中医院心内科主任。目前是中华医学会心血管病分会冠脉介入学组成员，中国医师协会心血管病分会委员，中国医师协会心脏重症专家委员会副主任委员，海峡两岸医学交流协会心脏重症专家委员会副主任委员，以及全国多个学会的副主任委员、常委或委员，北京市冠心病介入质控专家组成员，中央和山东省保健成员，北京市医疗事故鉴定组成员。擅长冠心病的介入治疗、急性心肌梗死的早期诊断、重症心肌梗死的救治（包括心源性休克）、主动脉瓣膜狭窄的介入置换，在冠心病合并糖尿病的早期诊断及治疗方面有较深入的研究。

师，教授，博士生导师，现任北京大学第一医院心血管内科副主任、北京大学第一医院心血管病研究所副所长。擅长冠心病介入治疗、急性心肌梗死救护治疗、心内科危急重症的监护治疗、床旁血流动力学监测以及冠心病、高血压、心力衰竭、高血脂的药物治疗，现任中国医师协会心血管内科医师分会委员、中国生物医学工程学会介入医学工程分会常委、中华中医药学会介入心脏病学专家委员会常委、国家医师资格考试临床类别试题开发专家委员会委员、北京市住院医师规范化培训内科专科委员会委员、《中国介入心脏病学杂志》编委、《中华老年多器官疾病杂志》编委、《中国糖尿病杂志》特邀编委、《中华心血管病杂志》及《中华医学杂志（英文版）》通讯编委等。

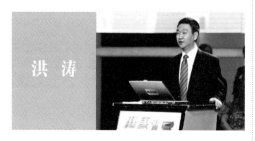

俞敏萱，女，北京大学第一医院神经内科副主任医师，对神经内科常见病、多发病的诊断、治疗具有丰富的临床工作经验，对于识别和治疗各种焦虑抑郁引起的躯体化症状具有丰富的治疗经验，同时，对于脑血管病及其他神经系统疾病引起的躯体化症状、老年抑郁、失眠和认知障碍的治疗也具有丰富的临床经验。

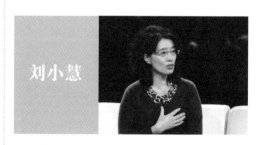

刘小慧，女，首都医科大学附属北京安贞医院心内七科主任，主任医师，教授，硕士生导师；中华医学会心血管分会心力衰竭专家组成员，国家卫生计生委合理用药专家委员会心血管药物专业组委员。毕业后一直从事临床工作，主要擅长治疗冠心病、高血压和心力衰竭，积累了较丰富的临床经验。研究领域主要在心力衰竭及房颤的发病机制及药物治疗。多次参加国内、国际大规模临床试验（VAVLU、SIFT、CCSII、ROCKET、ALTITUDE等），并担任主要研究者。三次获得"北京科学技术进步奖三等奖"；在国内发表学术论文50余篇。目前主要研究课题《心房纤维化在心房颤动慢性化中的作用及其机制研究》分别获2008年国家自然基金和北京自然基金资助，《效

洪涛，男，北京大学第一医院心血管内科主任医

应性 T 细胞失衡在心房颤动慢性化中的作用及其机制研究》获 2011 年国家自然基金。

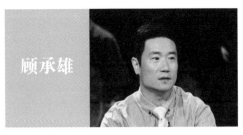

顾承雄

顾承雄，男，主任医师，教授，博士生导师。首都医科大学附属北京安贞医院心外科副主任兼六病区主任，从事心外科专业工作 30 余年。1985年考入中国医学科学院阜外医院，师从国内心脏外科著名教授郭家强院长和朱晓东院士，1988年到北京安贞医院工作。1994 年赴意大利米兰 St Donato 医院进修。1996 年，在国内开展了首例非体外循环下的冠脉搭桥术。擅长心血管外科，冠心病、瓣膜病、先心病及其他心血管疾病。目前年冠脉搭桥手术量达到 1000 余例、总数 12000例、成功率 99.34%。2005 年荣获行业最高奖"中国医师奖"，2014 年获首都劳动奖章。

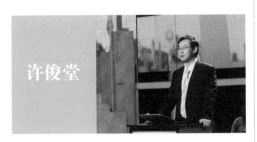

许俊堂

许俊堂，男，博士，博士后学历，北京大学人民医院心内科主任医师。主要特长为血栓栓塞性疾病防治，1992 年开始进行肺栓塞溶栓的相关研究，1998 年在国内首先成立血栓防治门诊（抗凝门诊），推广规范化的华法林抗凝治疗。擅长冠心病、高血压、心律失常等疾病的诊断和治疗。中华医学会血液学会血栓止血专业委员会委员，中华检验医学杂志第五、第六、第七届编委会委员，北京医师协会医学检验专科医师（技师）分会常务理事，中国医学装备协会 POCT 装备技术专业委员会委员。中国处方药杂志、中国医刊、中国临床医生、微循环杂志、继续医学教育等杂志编委会委员；中华心血管病杂志、中华全科医学杂志通讯编委；国家卫生计生委临床医生科普项目医学科普专家，北京市健康科普专家。共计发表各类学术论文 100 余篇。主编《心血管血栓的溶栓与抗栓疗法》，人民卫生出版社出版。参加编写或者翻译教材和书籍 20 部，发表科普文章数十篇，在国内电视台举办健康讲座 20 余次。

2005 年，随着人们对健康知识的关注，一档名为《祝你健康》的节目在北京电视台科教频道应运而生，栏目宗旨为"传播党和政府的医疗方针、传播科学医疗卫生知识、服务人民大众健康"。

2008 年奥运会在北京召开，《祝你健康》更名为《健康奥运　健康北京》，成为宣传"健康奥运　健康北京——全民健康活动"的权威平台，其影响力不断扩大。奥运会结束后，2009 年伊始，栏目正式更名为《健康北京》，北京市委宣传部决定将《健康北京》作为中国医药卫生事业发展基金会和北京电视台共同主办的专门向全市人民普及科学医疗卫生知识、服务人民的健康栏目，并成为《健康北京人——全民健康促进十年行动规划（2009 ～ 2018 年）》和《健康北京"十二五"发展建设规划》的宣传阵地。

从 2005 年到 2015 年这 10 年间，《健康北京》邀请医学专家、学者共计4520 人次，制作栏目 3285 期，成为全国公认的宣传健康知识的品牌栏目。栏目以丰富的实用性信息、权威的专家资源、专业的解读视角、多媒体手段的综合运用，成为国内健康节目的标杆。三甲医院的专家始终是《健康北京》栏目的主角，保证了栏目的权威性、科学性，为观众提供了学习健康知识的高端平台，成为观众喜爱的健康类栏目，在权威医疗资源和普通百姓之间搭建起互通的桥梁。

随着栏目的日渐丰富，信息含量越来越大，不断有观众在微博、微信上留言，或通过北京电视台热线平台咨询栏目传播的健康知识，为此栏目组决定将相关知识整理加工、提炼编辑成册。在制作过程中，发放调查问卷，了解百姓对健

康的需求，在此基础上，完成"健康北京丛书"。本丛书精选了 2006 ～ 2014
年《健康北京》栏目播出的 238 位专家的精彩内容，其中，院士 5 人，院长、
副院长 60 人，科室主任 102 人。丛书按照人体各大系统的疾病整理归类为 10 册，
即可单独成册，又是一个完整的系列，内容既有日常栏目的患者故事，又有健
康大课堂的专家讲解。将《健康北京》栏目多年资源进行整合，结合实际病例，
概括出常见病及多发病的症状、检查、治疗、病因、预防，结合自测、鉴别，
让读者对常见病有基本的了解，能做到正确判断、及早就医。为了方便读者了
解每位专家的观点，丛书每册均按专家归类整理。

　　本书在编写过程中得到了众多医学专家的大力支持，在此表示由衷的感谢。
如有疏漏之处，恳请广大读者批评指正，并希望大家在阅读过程中提出宝贵的
意见和建议。

《健康北京》栏目组

2015 年 11 月

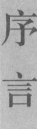

# 序言
## preface

　　《健康北京》是北京电视台为筹备 2008 年北京奥运会于 2005 年开播的一个健康栏目，开播之初就作为宣传单位参加了在全市开展的"健康奥运　健康北京——全民健康活动"。历时近两年的健康促进活动，由于政府主导、社会组织推动、全民参与、新闻媒体大造舆论，成效显著，社会反响之大、影响之深，在北京是罕见的，不仅为成功举办奥运会创造了健康、安全、和谐的社会环境，同时也通过奥运会的成功举办，为北京乃至中华民族留下了一份宝贵的健康遗产，为北京全面建设健康城市开拓了道路。

　　为了继承和发扬"健康奥运、健康北京、全民健康促进活动"的经验，北京市政府决定，在十年内将北京建成拥有"一流健康环境、一流健康人群、一流服务"的国际性大都市，并于 2009 年制定和发表了《健康北京人——全民健康促进十年行动规划（2009～2018 年）》。2010 年，市委市政府在研究"十二五"经济社会发展规划时，作出了建设健康城市的决策，2011 年发表了《健康北京"十二五"发展建设规划》，在全国大城市中，第一个把健康城市建设列入经济社会发展规划。

　　为推动北京健康城市建设的发展，奥运会刚一结束，市委宣传部就决定将参加奥运会宣传的《健康北京》栏目由中国医药发展基金会和北京电视台主办，专门向人民群众宣传健康知识。《健康北京》是在筹备 2008 年奥运会和北京市推进健康城市建设发展的过程中产生的，同时它也是在这个过程中不断改革、创新和完善的。

　　《健康北京》开播十年来，栏目组的全体同志和北京地区的医学专家、学者，深入实际，调查研究，不断分析和掌握群众的健康需求，提高栏目的针对性和实效性。《健康北京》栏目拥有一支业务水平高、实践经验足、综合能力强的专家队伍，确保栏目内容的科学性、权威性和实用性。栏目组的同志精心设计专栏，创造赏心悦目的品牌栏目，经过多次改革将演播现场变成大课堂，讲课的专家、主持人、嘉宾、典型病例患者和现场观众一同登场，有问有答，生动活泼，使电视机前的观众身临其境，收视率名列前茅，并对全国各省市电视台开播健康类栏目起到了一定的启示作用。在国家一年一度的健康节目评比中，《健康北京》栏目屡获殊荣。

《健康北京》栏目开播十年，邀请专家学者 4520 余人次，制作节目 3285 期，收看人数据不完全统计为 1.5 亿人次以上，受到北京地区和全国观众的支持和喜爱，他们要求将节目内容编辑出版，惠及全国民众。这部即将与读者见面的《健康北京丛书》，就是应观众的要求出版的。一方面，这套丛书是《健康北京》的专家和栏目组全体同志十年辛勤劳动的智慧成果的汇集，也是向关心和支持栏目的各方领导和观众的感谢和汇报。另一方面，这套丛书的内容十分丰富，是一部普及医学知识的百科全书，对提高广大群众的健康素质具有重要的意义。

中共中央一贯重视人民的健康问题，在中共中央和国务院的领导下，我国的医疗改革取得了举世瞩目的成就，人民的健康水平不断提高，但我国人民的"看病难、看病贵"问题还没有完全解决，有些人对健康在国家经济社会建设中的重要地位和作用的认识不够深刻，我国人民的健康素质同发达国家人民相比还有相当大的差距。健康是生产力，做好普及科学健康知识工作，增强人民体质，把我国建设成人人健康、长寿的国家，是一项长期的任务，我们必须继续努力！

王彦峰

2015 年 8 月

# 目录
## contents

第一章

# 与健康心脏同行

讲解人：胡盛寿

中国医学科学院阜外医院院长、心外科主任医师

* 冠心病是由什么样的不良生活习惯引起的？
* 冠心病如何预防？
* 冠心病的治疗手段有哪些？

冠心病是一种发病率和死亡率都特别高的疾病，什么样的生活习惯会导致冠心病的发生？如何及早发现和预防这种疾病，与健康心脏同行？中国医学科学院阜外医院院长、心外科主任医师胡盛寿为您详细解答。

## * 冠心病的定义

所谓冠心病，指的是供应心脏血液的血管（或称冠状动脉）里面发生粥样硬化，导致血管的堵塞，进而引起心肌缺血的一种疾病。冠状动脉在不完全堵塞的情况下人会感觉到心绞痛，而一旦完全堵塞，就会出现心肌梗死等危及生命的问题。

了解了冠心病的症状有哪些，我们才能够更早发现身体发出的警报。

## * 什么人容易得冠心病

有一位患者39岁，奋斗了10年，资产上亿元，却在这么年轻的时候得了冠心病。他平时忙得没有时间去运动，在高强度的工作状态下，应酬又多，还有吸烟喝

酒的习惯。这样的情况下，冠心病就很容易发生了。

**专家提示**

原来我们有一种误区，觉得冠心病是老年病，现在却有很多人年纪轻轻就患上了这种疾病。其实吸烟、肥胖、高血压、缺少运动是诱发冠心病的罪魁祸首，冠心病不再是老年病。如果您在平时的生活中也有这样的不良习惯，就要警惕得冠心病。

## * 哪些症状提示我们有可能患了冠心病

冠心病通过医学手段是可以诊断的，但为什么还会有很多人因为心肌梗死等原因死亡呢？"不痛不痒就没病"，这句话可能是老百姓口头说得最多的，殊不知好多心血管病就是"不痛不痒"，患者经常是一点感觉都没有。最典型的也是最常见的高血压病，约60%的人没有任何感觉，可导致的严重后果直接表现为心肌梗死。

对于血糖高、血脂高、血压高的"三高"人群以及经常吸烟的人来说，一般的静态心电图检查可能不易发现冠心病的症状，只有做定期的特殊检查，如心电图运动试验、64排的螺旋CT等，才能做到早发现、早治疗。

## * 预防冠心病要"管住嘴"、"迈开腿"

对危险因素，如果说大家能够认识并对它进行干预的话，那么就可以不得冠心病。第一，要"管住嘴"。首先就要戒烟，吸烟和冠心病是有很明确的相关性的。其次在吃的方面要注意，有的人好吃的东西拼命地吃，吃得太多，超出了身体的需要，那么这些多吃的脂肪、糖、蛋白质，就会沉积，变成粥样硬化的东西，沉积在人的

*冠心病的发生是一个长期积累的过程，平时"不痛不痒"的冠心病要通过定期体检来筛查。*

血管里，进而导致血管发生硬化，造成堵塞。这样的话，吃得多，这些热量不易消耗掉。如今人们工作压力很大，有很多人缺乏运动的时间。

第二，就要"迈开腿"。其实就是要增加运动量，每一个人都应该养成良好的运动习惯，多进行户外有氧运动，不仅缓解紧张工作的压力，还能增强心肺功能。

## \* 冠心病可以治愈

在一份街头采访的问卷中，八成以上的受访者对于冠心病的治疗存在疑问，有的人说："冠心病一旦得了应该很难治好。"有的人说："我的心绞痛有很多年了，一直靠吃药来维持，没有根治。"还有的人干脆说："什么病一旦得了，都无法根治，总会有病根的。"看来冠心病这个看起来很"熟悉"的病，大家对于它还有很多误区。

**专家提示**

冠心病是所有的心脏病中目前治疗效果最好的一种疾病，简单地讲，得了冠心病之后不要害怕，从现代医学上说，冠心病是完全可以被有效治疗的。

## \* 冠心病的传统治疗方法

### 1. 药物治疗

药物治疗是冠心病治疗的基石。有三类药物用于预防和治疗冠心病。

（1）控"三高"药物。有些药物是完全可以预防冠状动脉发生严重的粥样硬化、出现狭窄的。如控制高血压的药物、控制高血糖的药物、控制高血脂的药物，只

改掉不良的生活习惯可以让我们降低患冠心病的概率："管住嘴"防止血管硬化；"迈开腿"消耗多余脂肪，减少血管阻塞。

谈到治疗冠心病，首先就要谈药物治疗。并不是说患者安了支架，动了手术就可以不服药了，药物治疗是冠心病治疗的根本。

要找到适合自己的药物，坚持服用，在医生的指导下，就可以把"三高"有效地控制，那么就可以不得冠心病，或者推迟冠心病的患病时间。

（2）控血小板凝聚类药物。控血小板凝聚类药物可预防冠心病。因为冠心病的成因是冠状动脉狭窄，控血小板凝聚类药物就是用于治疗这个问题的。阿司匹林是一种控制血小板凝聚的药物，阿司匹林在老百姓的理解中是一种散热镇痛药，而对于冠心病患者来说，它称得上"长寿药"，因为它能起到预防血管阻塞的作用。

（3）扩张血管类药物（也叫缓解心肌缺血药物）。我们平时在家如果发生心绞痛，会立刻服用速效救心丸。速效救心丸就是扩张血管类的药物。在心脏供血不足的情况下吃了这类药，可以起到扩张血管、缓解心肌缺血的作用，使供应心肌的血量更多一些，缓解心肌缺血。

2. 介入治疗

这里所说的介入治疗，就是通过在人的皮肤上切一个小口，将一根特殊的导管插入人的血管，达到疏通血管的作用。介入治疗创伤小、效果好，是心血管领域近年来最大的进展。

3. 手术治疗

阜外医院的胡院长几十年来做了上千例的冠状动脉搭桥手术。他表示，搭桥手术应该说是治疗冠心病疗效最确切的治疗手段，把它比喻为心肌血运重建的金标准也不为过，就是说，所有的血管基本上都可以做这种搭桥手术。前面提到的介入治疗，并不适用于所有的血管存在狭窄的情况，只适用于一部分，而搭桥手术则都是可以实施的。

中老年人可以在还未出现冠心病症状之前就服用阿司匹林，预防冠心病的发生。

## * 几种治疗方法患者应如何选择

选择什么样的治疗，不是单纯就这项治疗本身哪些好哪些不好而言的，而是要根据患者的病情，患者一般到医院以后，医生应该给他做一个冠状动脉造影。如果血管狭窄不是特别广泛，就可以选择介入治疗，但是冠心病合并糖尿病的患者在血管特殊部位出现狭窄，就需要选择搭桥手术治疗了。

药物治疗、介入治疗和手术治疗应该怎样选择，取决于医疗检验与医生的诊断。

## * 近年新兴的治疗方式

1. 细胞治疗

人的心脏是不能再生的，心肌坏死以后，心脏自身没有修复的能力。近些年来，人们一直在探索一种细胞治疗，在心肌细胞坏死的情况下，尝试从外部找到一种新的细胞来补充心肌。对于那些有过心肌梗死病史的患者来说，在做搭桥手术和介入治疗的同时，也应移植一些新的细胞进入心肌，补充坏死的心肌，进而达到恢复心脏功能的目的。

2. 基因治疗

在心肌发生缺血以后，人们可以通过选择基因的办法进行治疗。医生给患者移植一些新的基因进去，促进患者心脏里面的毛细血管或者新的血管的生成，达到改善心肌缺血的目的。这种治疗适用于一些不能做搭桥手术或介入治疗的特殊患者。

3. 心脏移植

对于延误了冠心病早期治疗的患者，搭桥手术和介入治疗已经不能够解决心脏的问题。在这种情况下，还可以选择心脏移植手术。近年来中国在心脏移植领域取得了巨大的进展。

　　冠心病是能够治愈的心脏病，在治疗冠心病的方法中，药物治疗是基础，但要注意的是，一定要长期服用药物；介入治疗适合冠状动脉血管不是特别广泛、只有一两根血管发生堵塞的患者；如果是冠心病合并糖尿病的患者则需要通过搭桥手术进行治疗；对于晚期冠心病患者，药物治疗、介入治疗、搭桥手术都不能有效治疗的患者，可选择细胞治疗、基因治疗和心脏移植治疗等多种方法。

第二章

# 心肌梗死的预防与治疗

讲解人：杨跃进
中国医学科学院阜外医院副院长、心内科主任医师

* 什么叫冠心病?
* 心绞痛有哪几种类别?
* 冠心病患者如何预防心肌梗死的发生?

什么是冠心病？心绞痛有什么特点？如何区分心绞痛类型？心绞痛和心肌梗死如何预防与治疗？中国医学科学院阜外医院副院长、心内科主任医师杨跃进为您解答。

## * 什么叫冠心病

简单来讲，冠心病是由于冠状动脉粥样硬化所产生的心脏病。心脏本身像个泵，它的工作就是为人不停地泵血，在泵血过程中给它供血的动脉血管就好像是油管子，油管子不停地向泵供血，以促进心脏健康的工作，但油管子出问题了，也就是动脉血管出问题了，那么连带泵也出了问题。给心脏供血的油管子就是冠状动脉。

简单来说，冠心病就是冠状动脉硬化产生的心脏病。

## * 心绞痛未必有疼痛感

一般的心绞痛是指心脏这个位置，胸部不舒服的感觉。实际上心绞痛症状没有那么重。心前区和它周围区域，包括嗓子、食管、胃，甚至牙、下颌和后背部所有

007

不舒服的感觉都可能是心绞痛。既然是胸部、食管、嗓子、下颌，甚至牙，有的人大腿都疼，甚至背疼。那怎么跟胃病、其他食管病、支气管病、牙疼区别？唯一的区别也是最关键的就是一过性。比如你走路快的时候就难受。说不清楚就很难受，有点岔气，停下来就好。持续 3～5 分钟就好了，这就是心绞痛。牙疼应该起码疼一两天，可是这牙疼，开始很疼，一会儿就好了，要知道 3～5 分钟的牙疼是没有的，那就是心绞痛。

典型心绞痛就是身体的某个部位出现短暂的一过性疼痛。

## *心绞痛分为稳定型心绞痛和不稳定型心绞痛

稳定型心绞痛就是稳定的斑块，有点像饺子似的厚皮薄馅。这个人人血管都有，但都不得心肌梗死。为什么？因为挤来挤去那个厚皮怎么也弄不破，虽然疼。所以我们看到社会上有很多患者得了 20 年心绞痛，既没猝死也没心肌梗死就是这个原因。

不稳定型心绞痛就是即使不动也会自己疼起来，这种疼痛也是一过性的。尤其是晚上疼的，或者原来的心绞痛加重的。原来一天就疼一次，一动就疼，现在还没动它就疼了。原来爬三楼就疼的，天天都是这样。只要不爬楼它就不疼，现在爬二楼爬一楼它就疼了，这就是加重的。

稳定型心绞痛，可能会疼痛很多年，但是没有出现猝死或者心肌梗死。不稳定型心绞痛是一过性疼痛，容易发生在健康男性身上。

## *冠心病患者如何预防心肌梗死的发生

1. 预防冠状动脉粥样硬化形成，稳定斑块，预防斑块破裂

（1）控制血压，切勿急降，一定要认真服用控制高

血压的药物，把血压控制在一个理想水平，也是现在大家公认的 120/80 毫米汞柱。

（2）控制血糖三原则：控制饮食、多运动、规范用药。

（3）控制血脂，适当摄入胆固醇，把住嘴这一关，少吃肉、适当饮酒、多吃蔬菜、总饭量减少。

重点稳定斑块，预防斑块破裂。

2. 合理的生活方式可有效预防心肌梗死

（1）控制情绪。现代社会，中青年人生活节奏很快，工作压力大，需要合理的生活方式，排解压力，控制自己的情绪，情绪不要过于波动。

（2）要控制运动量，但不能不运动。

（3）控制生活节奏，注意劳逸结合，不要"连轴转"。

合理的生活方式是能够预防心肌梗死突发的一个很有效的方式。

## ＊科学健康观：总量控制　宏观调控

假如一天吃一个鸡蛋，会获得 200 多毫克的胆固醇，再加上二两鱼或者肉，一天就是 300 毫克，这样就足够了，要控制胆固醇的总量。

### 专家提示

总量控制，宏观调控，这又是个科学的健康观。多吃素、少吃荤，多吃淡水鱼、豆腐、鸡蛋清，少吃蛋黄。尤其是上了一定岁数的人，尽量一天不能吃超过 1/3 的蛋黄，因为胆固醇主要在蛋黄里面。蛋黄里面胆固醇很高，如果一天吃一个蛋黄，把全天的胆固醇都占用了，那肉都吃不成了。不能吃太饱，吃个六七成饱就行。

## ＊心肌梗死突发　教您急救知识

（1）赶快拨打 999 或者 120 急救电话。

（2）患者没有意识、呼吸、心跳，属于心源性猝死。要马上对患者进行抢救。抢救时把患者放到硬的地上或者硬的床上，千万不能放到沙发上或者席梦思上。

（3）含服硝酸甘油或者速效救心丸。在等待救护车的时候解开患者的衣服，找到患者的胸骨中下 1/3 的地方，把左手掌根部贴着患者的皮肤。两手交叉，上臂垂直，下压幅度是 3～5 厘米，频率是每分钟 80～100 次，在连续做完 30 次以后，然后再接着做人工呼吸 2 次，这样交替进行，5 个周期以后再判断患者的神智、血压、心率、呼吸有没有恢复。如果患者呼吸、意识、心率没恢复的话，要一直坚持做下去，直到医务人员的到来。

## * 介入治疗效果好　手术后做好二级预防

介入治疗后，要保证支架通畅。支架是个异物，本身血管里有血栓，血栓对异物很敏感，所以它有 1% 血栓再堵率，出院以后一定要记住。

如果放的是药物支架，要坚持服用波立维加阿司匹林一年时间。如果放的是普通支架，这两种药只要吃一个月，然后再保留一个阿司匹林，接下来要控制高血压、高血脂。

放支架后大概 10% 的人心脏功能是差的。心脏功能在一个临界水平受了一次打击，一年之内如果把它治好了，它将来就往好的方面发展，就可以长期稳定、长期健康地生活着或者不变坏。如果一年之内变坏的话很快就进入心力衰竭，所以心脏功能不好的或者相对不好的，运动量尽量少，可以散步但不可以跑步，或做其他运动量太大的运动。

第三章
# 不要让心脏抛锚

讲解人：杨跃进
中国医学科学院阜外医院副院长、心内科主任医师

\* 心绞痛发作有哪些信号？

\* 面对突发心绞痛或者心肌梗死时应该怎么做？

\* 预防冠心病要从哪三点着手？

冠心病患者越来越多，冠心病离我们越来越近，主要是由很多危险因素和不良生活习惯造成的，究竟包括哪些？中国医学科学院阜外医院副院长、心内科主任医师杨跃进告诉您。

## \* 一过性疼痛是心绞痛的典型特点

如果患者突然感觉很难受，说不出来就觉得心脏难受，让他含一片硝酸甘油就好了。这种一过性的疼痛就是心绞痛。

心绞痛，并不是说疼得龇牙咧嘴，越是心脏病的心绞痛越轻；相反，其他部位一过性疼痛的心绞痛则相对严重。

## \* 定时发生一过性的不适是心肌梗死的信号

很轻微的不舒服，一过性的不舒服，如果是定时发

典型心绞痛的特点是一过性的疼痛，包括心脏痛、胃痛、牙痛、嗓子发辣、咽部发堵等症状。如果是定时发生一过性疼痛就要警惕心肌梗死的发生。

生的，那不仅仅是心绞痛，还是心肌梗死的信号。例如，20年前有个人看牙疼，结果反复看牙科医生，把满口牙都给拔了，最后还没有看好，最终发现是冠心病；一个人他走路走快了以后大腿疼，停下来大腿就好了，这样反复出现的一过性的大腿疼也是心绞痛。

## * 突发心绞痛或者心肌梗死时需要舌下含服硝酸甘油

如果怀疑是心绞痛，舌下含服硝酸甘油是救命的，只要往舌下搁，嚼碎了以后吸收，一两分钟之内症状就会有所缓解，因为它有很强的扩血管作用，特别对心脏血管扩张效果特别强。

凡是家中有老人的，特别是50岁以上的老人，都应该常备硝酸甘油以便急用，它是心绞痛和心肌梗死发生时的救命药。

心绞痛、心肌梗死主要是血管堵了，服药促使它扩张，血液就挤过去了，挤过去这一点点血液，就有可能把心肌给救了，就把人命给救了。硝酸甘油唯一的副作用就是会导致血压偏低，一般对健康人群来说，假如血压是120/80毫米汞柱的话，最多能降到110/70毫米汞柱，没有什么生命危险，但是个别情况，对年老体弱、血压低的人，尤其年轻的女性血压很低、再加上体重很轻的人，如果吃了以后很可能血压降到90/60毫米汞柱，有的甚至降到高压85毫米汞柱左右。所以，这种情况可以服用半片硝酸甘油。

## * 预防动脉硬化的原则

1. 血压要控制好

血压是血管里面产生的，是血液对血管的压力，如果血压特别高，血管就像橡皮筋，始终紧绷着，绷紧1天没有关系，1年没有关系，绷紧20年，脑组织内的小血管就有可能破裂出血，时间长了，血管坏了就是脑栓塞。这是因为血管里边有冠状动脉粥样硬化，它可以形成小血栓，如果血栓掉到脑子里堵塞小血管就是脑栓塞，产生偏瘫，如果血栓掉到肾脏里堵塞小血管就会引起肾衰，如果血栓掉到供应心脏血液的血管里，堵塞血管就是心肌梗死。

假设一下，30 岁的人患有高血压，不吃药的话，那么 40 ～ 50 岁脑出血风险很大；50 ～ 60 岁，脑梗塞、偏瘫加心肌梗死；60 ～ 70 岁，肾衰；80 岁还是老年痴呆，一个都跑不了。所以高血压对心血管的影响是最厉害的。

2. 血脂要控制好

高血脂就好比劣质柴油，在血管里把血管全堵了，心脑血管哪都堵，所以要注意不能吃太多的肉以及太油腻的食品，高血脂一定要预防并治疗。

3. 血糖要控制好

糖尿病在医学中叫做冠心病的等危症，就是它等同于已经有冠心病了，所以一定要好好治，虽然血糖高，糖尿病患者说没什么感觉，不需要吃药，结果时间长了也会毁坏血管的。

仔细琢磨，这些高血压、糖尿病、高血脂，它的来源在哪儿？就是不良的生活方式。所以什么是冠心病呢？冠心病就是烟精、酒精、肉精堵了血管，就叫冠心病，就是这么简单。

预防动脉硬化的原则：
第一要控制好血压；
第二要控制好血脂；
第三要控制好血糖。

第四章

# 护心有方

讲解人：杨跃进
中国医学科学院阜外医院副院长、心内科主任医师

* 您了解放射性的心绞痛吗？
* 患上糖尿病就等于患上了冠心病吗？
* 心脏搭桥和支架，究竟该选哪一个？
* 上了年纪的人能做心脏手术吗？

冠心病有很多类型，如心绞痛、心肌梗死、猝死、无症状心肌缺血等。每年季节交替的时候，都是心血管疾病的高发季节，为什么我们的心血管会如此脆弱？国产支架、进口支架究竟有何差别？心脏手术后到底能否进行运动康复？中国医学科学院阜外医院副院长、心内科主任医师杨跃进为您解答。

## * 放射性的心绞痛

55岁的宋先生，从去年10月开始就发现了自己在上楼的时候感到胳膊、后背酸痛，而且有时候前胸也憋得上不来气。休息几天后，他的症状并没有缓解，类似疼痛症状又发作了好几次，而且变得越来越严重，于是他马上到医院进行检查，医生确诊他患上了冠心病。宋先生很不解，自己的冠心病怎么会使胳膊、后背疼呢？

专家提示

心脏在胸腔当中，它的左邻右舍有不同的器官，任何方向都可能表现出疼痛，向上表现为嗓子发辣，向下表现为胃疼，向左可能表现为左肩疼，向后可能表现为背疼，疼的时候可以放射到左胳膊，这是最常见的。另外，还有个别情况表现为牙疼、大腿疼，心绞痛的表现多种多样，心脏附近的各个方向有可能出现不适感，并放射到手上。

如果心窝处、左上臂、左后背、咽喉部、牙龈出现一过性的疼痛，就要谨防是心绞痛。

## * "第一次"发生的疼痛可能是心肌梗死前兆

急性心绞痛有两种可能，第一种是血管慢慢发生堵塞，最后很可能导致心力衰竭；第二种是会突然堵住，出现心肌梗死和猝死。心肌梗死大概有一半的人是有先兆的，只不过先兆非常轻微，凡是所有的第一次的所谓心绞痛都是非常危险的，意味着在24小时到一周之内都会有发生心肌梗死的概率。比如早晨起来上班，以前都很好，但突然有一天走几步感到胸口难受，停下来又好了，这个"第一次"很可能就是心肌梗死的前兆。另外是夜间容易出问题，突然一下憋醒了，满头大汗，但过一会儿就好了，这也可能是心肌梗死的前兆。

急性心绞痛会造成心力衰竭、心肌梗死，严重时甚至会突发猝死。如果第一次发生心绞痛或晚上突发心绞痛，就要及时到医院就诊。

## * 类似岔气症状要多加小"心"

很多心肌梗死患者都以为自己是岔气，但这个症状超过20分钟也有可能是大面积心肌梗死造成的。

所有一过性的疼痛都可能是心脏病的前兆，尤其在安静状态下，突然出现一过性疼痛就很可能会发生心肌梗死。除此之外，出现类似岔气症状时就很有可能是患心脏病。

开始服用他汀类降脂药时，最好每月检查一次血脂和肝功能，如果发现正在服用的药物对肝脏有损害，就要马上到医院进行换药。

## * 常吃"万能药"耳聪目明永不老

其实早在 3 年前，宋先生体检时就发现自己的冠状动脉出现了三处堵塞，因为只有一根堵塞的程度比较严重，所以只做了一个支架。但到底是什么原因又让他的血管出现了堵塞呢？在医生的询问中了解到，宋先生还是一名高血脂患者，除了平常特别爱吃动物的内脏，还自己停掉了降脂药，因为他觉得吃降脂药对肝脏不好。

### 专家提示

冠心病是冠状动脉粥样硬化堵塞引起的，血管就像水管一样，用时间长了，就会有水垢。粥样硬化形成的斑块就相当于是"血垢"，引起这些血垢产生的一个主要原因就是高脂肪，其中就包括动物内脏，医学上把它称作冠心病的危险因素。危险因素有几类：一类是疾病的危险因素，像高血压、高血脂、糖尿病等；另一类是生活习惯的危险因素，像不爱运动、肥胖、吸烟、喝酒等。大鱼大肉吃得过多，可能会造成血脂的升高，使血管堵塞。

他汀类的降血脂药物是一种"万能药"，像大家比较熟悉的阿司匹林，坚持服用可以有效预防血管堵塞，保护全身血管。

## * 控好血压　保护心脏不得病

我国现在有高血压的患者两亿多人，高血压是最终导致全身心、脑、肾等重要器官衰竭的罪魁祸首，如果一个人在30岁左右年轻力壮的时候，血压达到180 / 100毫米汞柱，假如他不治疗的话，那么到五六十岁就可能发生脑出血，甚至更早就可能发生心肌梗死或形成夹层动脉瘤，也就是说过高的压力使得血液把血管壁劈开；

接下来可能还会出现肾功能衰竭；最后发生老年痴呆。所以，高血压会伤害全身血管、重要脏器，很多严重的疾病追到源头都是高血压导致的。

## * 患上糖尿病就等于患上了冠心病

美国有人对患有糖尿病的患者和冠心病的患者进行前瞻研究，结果发现患了糖尿病就相当于得了冠心病，糖尿病是冠心病的等危症，就是它的危险因素等同于已经得了冠心病，所以一定要引起高度重视。

## * 伟大母亲们要特别警惕心脏病

一般来说，女性在年轻的时候很少会得冠心病，但在 60 岁以后，患冠心病的概率就跟男性一样了，特别是很多老年女性，到该享福的时候心脏病也来了，而且最可怕的是这些人不愿意去医院。

因此 60 岁以上的老年女性，一旦出现不适的症状就要及时就医，避免出现更严重的后果。

## * 冠心病到底该选择哪种治疗方法

冠心病有三种治疗方法，一是服药，二是放支架，三是搭桥。患者要根据造影的结果决定治疗方式。即便是血管当中的稳定的斑块，也是一个时期内的稳定，并不等于永远的稳定，一个斑块的稳定，并不等于另外一个地方的斑块是稳定的，治疗是必须的。目前来说，药物治疗是基础，所有心脏病患者都必须吃药，药物可以控制症状。真正要想把血管通开，则需要放支架。

此外，心肌梗死后的手术需要考虑以下几方面因素：

高血压是最终导致全身心、脑、肾所有重要的器官衰竭的罪魁祸首，所以如何控制好血压是保护身体健康不得病的基本功。

第一是年龄，该年龄下心脏能不能承受手术；第二是肺功能，评估术后肺功能能不能恢复；第三是体质，评估手术后整体体质能不能恢复。

## ＊心脏综合保养

心脏保养很简单：少吸烟、少喝酒、少吃肉、少吃油腻食品，吃饭七成饱，多运动，控制体重，可喝适量红葡萄酒，从而实现心脏的综合保养。

第五章

# 重塑心脏

讲解人：杨跃进
中国医学科学院阜外医院副院长、心内科主任医师

* 心肌为什么会坏死?

* 如何为心脏注入新的生机?

* 什么样的心肌梗死患者适合骨髓干细胞移植?

当心肌大面积坏死的时候，人的命可能就保不住了。这么多年来，医务工作者一直在试图用一种办法挽救患者的心肌细胞，这是一种什么办法，又是如何在临床上应用的？中国医学科学院阜外医院副院长、心内科主任医师杨跃进为您解答。

## * 冠心病"三化"趋势

冠心病患者越来越多，心肌梗死患者好像也明显增多，医生把这种情况总结成"三化"。

（1）年轻化。即年轻的心肌梗死患者越来越多了。

（2）老龄化。即便是没有任何危险因素，超过一定年龄心肌梗死的概率也会增加。

（3）农村化。即农村患者越来越多。

## * 心肌与心肌梗死

把心脏比喻成一个泵，相当于发动机，它需要汽油，

心脏作为向全身器官射血的工具，它也是需要血液的，但是现在向心脏供血的血管出了问题，突然把它供血卡住了堵塞了，冠脉堵塞了，心肌因得不到供血也就坏死了，这就是心肌梗死。

## * 干细胞是心力衰竭治疗的希望

心肌梗死有个传统的问题即不能再生，它只能坏死。坏死以后心脏只能靠结疤来形成一个室壁瘤，让它修复。这样就会导致心力衰竭的很多并发症。科学家设想能否用自身的骨髓干细胞打到心肌里头去，使它再生。

理论上说，骨髓里面的干细胞，因为是自身来源的，所以没有免疫排斥反应。

医生用的细胞是直接抽出来，叫骨髓单个核细胞，里面有一些干细胞，但有的不是干细胞，就直接打进去了。有 1% 的这种干细胞，其他都是非干细胞。

## * 干细胞就如同种子有再生能力

干细胞移植相当于农民种地的种子，目前国际上用这种干细胞做的临床实验，于 2002 年始于德国，如今已经十几年，发现这个效果不是很好。数据表明，打了干细胞以后，测量心脏功能疗效指标的射血分数，从 40% 提高了 3% ~ 5%，效果并不明显，疗效不好。原因在于心肌梗死后心脏内的环境就会变得非常恶劣，如果这个时候移植干细胞，不会有很好的存活率，所以改变心脏内部的环境才是挽救心肌的关键一步。

## *坏死的心肌如同干涸贫瘠的土地 需浇水施肥改善土壤

心肌里面不是随便浇水施肥的，我们用一类叫他汀类的药，这类药是在人身上正常应用的，他汀类的药除了降血脂以外，还有国际上公认的降脂外效应，包括抗炎、抗氧化、抗凋亡、保护内皮功能等。

所以说，如果把梗死的心脏比喻成干涸的大地，他汀类药就是滋润大地的肥料，它具有抗炎、抗氧化、抗凋亡、保护内皮功能等作用，可以改变心脏内部环境。

## *干细胞移植适合大面积急性心肌梗死患者

干细胞移植适用于大面积心肌梗死患者，小面积的就不要用干细胞移植。在改良"土壤"的基础上，要优选"种子"，也就是寻找更合适的干细胞，一般来说，需要符合以下几个条件：自身来源，无伦理争议，不导致肿瘤，更好的心肌分化能力。经过杨跃进和其他医生的反复研究推敲，证实从骨髓中提取的干细胞最符合以上4点要求，比较适合进行心肌干细胞移植。

第六章

# 强健心脏法则

讲解人：陈方

首都医科大学附属北京安贞医院副院长、心内科主任医师

＊冠心病诊断的关键是什么？

＊介入治疗的优点有哪些?

＊导致冠心病的可控因素和不可控因素有哪些?

　　心脏是身体的重要部位，它的健康关系到整个身体的健康。一旦给心脏供血的冠状动脉发生狭窄，就会表现出冠心病，狭窄程度越严重，症状越明显。什么是冠心病的症状？您的身边是否潜藏着冠心病的高危因素？您的手中是否拥有预防冠心病的坚实武器？首都医科大学附属北京安贞医院副院长、心内科主任医师陈方，对冠心病的预防和治疗潜心研究多年，为您毫无保留倾"心"推出。

## ＊诊断冠心病的第一要素——症状

　　冠心病的典型症状是胸骨后中间部分出现压榨样的疼痛，疼痛持续的时间一般为几分钟，但不超过 20 分钟。这种疼痛多在运动的时候发作，休息的时候能够缓解，是心绞痛的一种。这种在运动以后出现的心绞

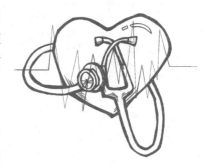

痛叫稳定性的心绞痛或劳累性的心绞痛。此外，如有些人之前上五六层楼觉得有点不舒服，最近上两层楼都不行，或原来遛弯半个小时还没事，现在走 100 米都不行了，这种情况则称为不稳定性的心绞痛。

与运动有关的症状是冠心病诊断的关键。

典型症状的冠心病患者只占 1/3，2/3 的患者是不典型的症状。就不典型的症状来说无论不舒服发生在哪个部位、性质如何，只要它跟运动有关系就应该高度怀疑是冠心病。

王先生是名退休工人，年轻的时候每天坚持锻炼，虽然已经 63 岁了，但他的身体还是特别好。然而，最近王先生发现，每次锻炼之后，总感觉自己左边的牙莫名其妙地疼。几天后，连左边的脖子也开始疼了，甚至在某天早上有了胸闷、胸痛的感觉。他进房间躺了半个小时，其老伴发现他竟然已经晕厥过去。经过医生的奋力抢救，王先生总算是保住了性命，医生诊断他得的是冠心病中的一种——急性心肌梗死。

## 专家提示

急性心肌梗死多发生在冠状动脉粥样硬化狭窄的基础上，由于某些诱因致使冠状动脉粥样斑块破裂，血管完全堵塞，心肌没有供血发生心肌的坏死，称作急性心肌梗死，这种坏死是永久性的、不可逆的。

## * 心血管疾病的检查方法

### 1. 心电图检查是最常用的冠心病检查手段

心电图是冠心病确诊要做的第一个检查，但是心电图诊断冠心病的诊断率是很低的，只有在特殊的情况下，才表现出异常。例如，血管堵得非常严重或病人正在发心电图是心脏电活动的一个历史记录，比较不同时间的心电图对诊断更有意义。因此，以往做的心电图一定要保留，以便看病时医生能够做出及时、准确的诊断。

作心绞痛。如果病人已经缓解，心电图就表现不出来。王先生的心电图没有问题，但也被诊断为冠心病是因为他的症状非常明显，他每次锻炼的时候疼痛出现，而且第二天还反复出现。这种情况正是由于冠状动脉斑块破裂才出现的疼痛，但他的冠状动脉血管没有完全堵死，仍然能通过一些血流，当他到了医院之后，症状已经缓解，心电图就显示不出来了。

2. 平板运动试验对于冠心病的诊断率高达 75%

平板运动试验就像在跑步机上跑步，但它越跑越快，速度和坡度每两分钟增加一次，一直到跑不动或者心率达标为止。在运动的时候心跳会加快，心脏所需要的血液会增多，这个时候，如果血管窄了 50% 或 60%，血液就供应不足，表现的就可能是心脏缺血，就可能会发生冠心病。平板运动试验检查要在医院由医生监测进行，如果是典型心绞痛的病人或不稳定心绞痛的病人，不主张做平板运动试验。此外，中老年女士由于假阳性率非常高，也不适合做平板运动试验。

3. 多排螺旋 CT 是重要的定性检查手段

多排螺旋 CT 是 2000 年以后发展起来的，它能够将冠状动脉的解剖结构看得非常清楚，它的定性检查虽然准确，但由于分辨率不够，不能定量检查。

4. 冠状动脉造影是金标准

冠状动脉造影诊断冠心病的准确性高达 99%，但造影是有创的，一般来讲很多人还是不能够接受，所以往往采用先做一个冠状动脉 CT，从冠状动脉 CT 看到有问题但不清楚是多大问题的时候，再去做冠状动脉造影。

## * 冠心病的内科治疗

### 1. 在医生的指导下服药

老李最近总感觉胸部不舒服，他没敢耽搁，赶紧去医院做了检查。医生告诉他，他的冠状动脉出现了粥样硬化，狭窄面积已经达到 40%。

### 专家提示

如果狭窄只有 40%，还需要考虑斑块是稳定的还是不稳定的。如果斑块比较稳定，一般吃药治疗就可以。一种是预防性的药，预防血栓形成，如阿司匹林等。还有一种是缓解症状的药物，如硝盐脂类、β 受体阻断剂等。另外，降血脂的药物对于已经诊断为冠心病的病人来讲是非常必要的。冠心病的致病原因现在还不是很清楚，但肯定与血脂的代谢异常有关系，血脂已经在动脉里形成了粥样硬化，发生了动脉的狭窄，甚至发生了动脉的阻塞，所以即使血脂在正常范围之内，对于已经得了冠心病的病人来讲，仍然需要用他汀类的药物进一步降低血脂。

在治疗冠心病的同时，如果病人有高血压，还须加上降血压的药物；如果病人有糖尿病，还须加上治疗糖尿病的药物；如果病人伴有血脂增高，就更须服用降血脂的药。药物在冠心病治疗中极为重要，故应在医生的指导下坚持服药。

冠心病的特殊情况需要联合用药。

### 2. 介入治疗安全，效果显著

介入治疗即从患者大腿根的血管或是手腕的血管插一条比筷子稍细的管子，然后在血管堵塞的部位用支架把血管撑开。很多冠心病的简单病变是可以通过介入方法治疗的，这种方法相对安全，患者不用担心。特别是从 2004 年以来，99% 的介入治疗都采用药物支架。原来裸支架很容易发生再狭窄，放完支架时效果挺好，但是过了半年有 30%～40% 的病人又出现了再次狭窄。有了药物支架以后，再次狭窄发生率下降到不足 10%。

赵女士因冠心病做完介入治疗后，每天都按照医嘱坚持服药。经过一段时间的治疗，她的各项指标都已经正常

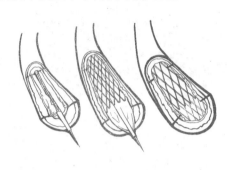

了。她觉得是药三分毒，而且目前自己的血脂也不高了，所以她决定不再吃药。

## 专家提示

介入治疗以后，坚持用药是非常重要的，而且一定要遵医嘱坚持服药，不要自作主张停药。支架作为一个异物在血管里，血液最容易凝成血栓沾在支架处。阿司匹林与氯吡格雷的主要作用就是防止血栓在支架上形成。但是吃药的时候应注意自己刷牙有没有出血，磕碰的时候有没有青紫、瘀斑，或者是平常有一些出血的情况。如果有上述症状，需要赶紧到医院咨询医生。

冠心病患者如果放了支架需长期服用阿司匹林，经研究比较保守地认为，放完支架以后 1～3 个月的时候先吃 300 毫克，然后再减到 75～100 毫克。一般在医院阿司匹林用量为 100 毫克，每天一次就可以。氯吡格雷则至少应该是服用 12 个月，具体时间还没有定论。但是轻易停药后患者或许会因为长血栓需要第二次治疗，血栓再取出来非常困难。

服药需根据检查结果而定。

## * 治疗后需要注意什么

（1）根据血管狭窄程度不同，治疗后应区别对待，如果患者只有一处病变，已经放了支架，其他的所有血管都是好的，他可以做跟正常人一样的运动。但如果患者其他血管还有很多的病变，在这种情况下就要注意运动量不能太大，要适当地运动。

（2）做完手术之后要定期复查。一个月、三个月、半年、一年分别要去复查。一个月的时候可以检测用药情况是否需要微调。之后的复查可监测药物反应，以便调整用药。患者一定要坚持术后随访，定期复查。这对医生把握病情变化，从而为病人制定下一步治疗方案非常重要。

## * 冠心病的可控因素

1. 高血压患者患冠心病的概率很高

高血压是我国最常见的疾病，患高血压以后患冠心病的概率比没有高血压的人患冠心病的大 2 ~ 4 倍。

2. 糖尿病也是高危因素之一

生活条件好了，吃得也越来越饱，运动却越来越少，这就使患糖尿病的危险因素升高。糖尿病可以使血管的脆性增加，使全身的血管都发生变化，所以得了糖尿病以后，冠心病治疗也非常麻烦。

3. 血脂有好有坏，血脂异常也是危险的

血脂分成好几种类型，一种叫胆固醇，一种叫甘油三酯。在胆固醇里又分成低密度脂蛋白胆固醇和高密度脂蛋白胆固醇。低密度胆固醇又叫坏的胆固醇，高密度胆固醇又叫好的胆固醇。坏的胆固醇过量沉积以后，就会沉积在血管壁上，厚到一定程度就造成动脉狭窄，再厚就会造成动脉突然之间破裂，十分危险。

早在两年前，老赵一度出现头晕乏力的症状，到医院检查后医生发现，他的血脂出现了异常，胆固醇明显超标，需要马上吃降脂药，调节血脂。老伴对老赵说是药三分毒，尽量少吃油腻的东西，血脂肯定会降下来。听了老伴的一番话，老赵立刻把医生开的降脂药都收了起来，老伴几乎每天都给老赵做一锅白水煮菜，基本上不让他吃任何含有脂类成分的食物，就这样坚持了两年多的时间，他的血脂还是不降反升。

## 专家提示

像老赵的这种情况必须吃药，通过吃药使血脂降下来。建议大家一年至少要查一次血脂，如果低密度胆固醇增加一个毫摩尔，那么冠心病的发病率就增高 1/3，约 36%。血脂异常跟冠心病之间的关系很密切。当然，对于血脂异常不是很严重的患者来说，健康饮食和适量的运动，是完全可以逆转不正常的血脂水平的。

4. 肥胖也是重要的危险因素

正常的标准是男士的腰围不超过 90 厘米，女士的腰围不超过 80 厘米。体重指数是 24 以下为正常，如果超过 28 就是肥胖。所以有一句话叫作"腰带越长寿命越短"，"腰带长"的人一定要注意节食锻炼。

5. A 型性格也是冠心病的危险因素之一

所谓 A 型性格就是一定要经过自己的努力达到目的，这个目的不达到誓不罢休。在这种情况下也容易导致冠心病。

6. 饮食预防心血管疾病发生

肖先生三周前因为急性心肌梗死经历了一次惊心动

魄的抢救，经过一段时间的恢复，他的情况逐渐好转，正在等待着左心脏支架介入治疗。因为心疼父亲，肖先生的儿子晚上瞒着医生和护士，出去给父亲买了肉馅饺子，谁知这一吃吃出了意外。肖先生再次突发心肌梗死。

**专家提示**

预防冠心病在饮食上是有很多学问的，每年世界卫生组织都对饮食有一个排行，在十大健康肉类的排行榜中，鹅肉和鸭肉已经多年位列排行榜的前两名，因为鹅肉和鸭肉的脂肪跟橄榄油的脂肪非常类似，脂肪构成比较健康。在植物油当中，橄榄油也是比较好的，因为它富含丰富的单不饱和脂肪酸及多种维生素，被认为是迄今所发现的油脂中最适合人体营养的油。

## * 科学的有氧运动对预防心血管病有益

坚持循序渐进的运动是良好的生活习惯。建议每次运动 30 分钟，一个星期至少要运动 5 次，运动的量达到自己感觉到很舒服、微微出一点汗就行。运动本身是一种放松，对身心是有好处的，它能促进血液循环，增加大脑、肾脏等重要器官的血流量。在运动的过程中，肺的功能得到了提高，心脏的功能也得到了提高。

运动分为两种，一种为有氧运动，一种为无氧运动。有氧运动指的是运动后感觉不到身体有任何的酸痛。如果运动后觉得腰酸腿疼、好几天歇不过来，这就说明在无氧的情况下，乳酸就在肌肉或者运动的那个部位堆积了，这种情况就是无氧运动。一般的竞技运动，如打球，两个人之间的跑步比赛都是无氧的运动。对于老年人，如 55 岁以上的人，每天进行有氧运动最佳。

早晨起床后，人体从睡眠状态变成突然锻炼的状态，交感神经由抑制状态突然变成了活跃和兴奋的状态，血管中的斑块就容易破裂。这个时候血压有一个突然的变化，从血压比较低的情况下突然之间就高了。所以老年人要注意避免在清晨做剧烈运动。

## * 冠心病的不可控因素

1. 年龄

年龄越大患冠心病概率就越大。

2. 性别

男性是患冠心病的高危群体，因为男性体内缺乏雌激素。雌激素是对女性的保护，使其患冠心病概率较低。但是到了一定年龄，如绝经以后，雌激素就没有了，那其患冠心病的概率是男性的十几倍。

所以有一种冠心病预防或者治疗的方法叫激素替代疗法，就是人为地应用雌激素，不但可以使其容貌和体形能够保持，还能够防止冠心病，但是它也有很多缺点，如乳腺癌、子宫肌瘤等的发病率会增加。

3. 遗传

李先生今年 35 岁，平时身体不错，可自从不久前他 62 岁的母亲被医生诊断为冠心病后，他就一直担心自己会遗传母亲的冠心病。而且最近他似乎真的感觉到自己稍微疲劳些的时候心脏就不太舒服。

专家提示

遗传也是一个不可逆的因素，因此有家族病史的人群更需要多加注意。

第七章

# 审判冠心病元凶

讲解人：周玉杰

首都医科大学附属北京安贞医院副院长、主任医师

*苹果型身材和梨型身材哪个更易得冠心病？

*控制肥胖的"裤子理论"是什么？

*冠心病的危险因素有哪些？

　　冠心病是一种慢性进展性的疾病，是什么原因导致了冠心病的发生？日常生活中存在着哪些引发冠心病的危险因素？我们怎样才能知道自己是否存在患冠心病的潜在危险？首都医科大学附属北京安贞医院副院长、主任医师周玉杰帮您"揪"出冠心病的元凶。

## *高血压与冠心病的关系

　　高血压表征出现的时候，血管壁就要承受很大的压力，这个压力流体力学上叫剪切力，它不断地侵蚀动脉的内皮，胆固醇和血液的一些成分不断地在内皮上沉积，就造成了内膜的增厚或者斑块。长期压力增大，血管不堪重负，总有一天会如同火山喷发一般破裂。这就是高血压造成的一个血管损害的后果。

## *糖尿病与冠心病的关系

　　54岁的老崔有多年的糖尿病史，但是一直吃药控制，

近两年血糖控制得还比较好，基本上在正常值范围之内。但是，最近他却突发心绞痛，被送到医院做了详细检查后，被告知他的血管中的一根已经堵塞了80%。

**专家提示**

当血糖代谢发生紊乱的时候，就会伴随着发生脂肪的代谢紊乱、高血压等的恶性循环，所以说糖尿病也是不可忽视的。最后血管内皮的损伤会雪上加霜，这位患者的冠心病在一段时间内迅速、明显的加重，可能是由其他的因素附加在一起造成的。

## * 血脂异常也是冠心病的原因

高血压、高血糖与高血脂是导致冠心病的元凶，控制"三高"，可以最大限度地减少冠心病、心绞痛、心肌梗死的发生率和死亡率。

我们常说的血脂主要包括三种：胆固醇、甘油三酯和高密度脂蛋白，我们说高密度脂蛋白是好的，它是清道夫、是警察。那么胆固醇是杀手，甘油三酯就是帮凶。所以三种血脂成分，有两种是很不好的，大家一定要定期做体检，及早发现这些危险的因素。

## * 对照自己看看是不是属于冠心病青睐的身材

肥胖会诱发心脑血管疾病，所以应时常用皮尺测量自己的腰围与臀围，男性的腰臀比应该控制在 0.85 ~ 0.9，女性的腰臀比应该控制在 0.75 ~ 0.8，这样才能保持一个健康匀称的身材。

我们说有苹果型身材、腹型肥胖，还有梨型身材。梨型身材的人认为自己很美，就是他的臀部、胯部和腿部脂肪特别多，腰部脂肪稍少一点，这叫梨型的身材，像鸭梨那样的身材。原来认为苹果型身材对人有害，容易患脑卒中，容易患心脏病，梨型身材可以幸免于难。最新的一个研究，对 22 万名肥胖的人调查，发表了 58 篇论文，在这样一个将近 10 年的研究中发现，无论是苹果型身材还是梨型身材，得脑病和冠心病的概率全是一样的。也就是说，不管胖在脑袋上、肚子上还是腿上，只要胖，脂肪多，就可能患心脑血管疾病。

## * "裤子理论"

所谓"裤子理论"，就是要给自己准备一条中腰的休闲裤，也就是老百姓所谓的"立裆短"的裤子，当您胖一点的时候，这条裤子穿着就会感觉紧了，也就提示您要注意减肥。相同的原理，也准备一件标准身材时穿着正合适的衣服，当您穿着感觉紧的时候，就要注意可能是胖了，需要及时减肥。

## * 莫生气可预防冠心病

我们对一些长寿的老人做了访问，在心脏上保养得非常好的老人都有个共同的特点，就是心宽嘴甜、随喜随缘、有说有笑。这些人的共性都是宽容，所以说平常不要斤斤计较，应该豁达，这样的人才能很少患心血管病，才能长寿。

## * 主动吸烟或者被动吸烟都会增加患冠心病的概率

有的人开玩笑说吸烟有一个好处，吸烟的人一般得慢性病和肿瘤的机会少，因为肿瘤、慢性病都是老年人才得，吸烟的人一般到不了老年就死了。当然这是句玩笑话，但吸烟有害，众所周知。一天要吸1～5支烟的人，他发生冠心病的概率能高达40%，如果一天吸5～10支烟呢？这个概率又能增加4倍。如果他一天要吸10支以上的话，可能又能增加8倍，所以说这是非常危险的。

吸烟和大量饮酒都是导致冠心病的元凶，香烟中的尼古丁可导致血液黏稠，酒精中过多的乙醇可使心脏耗氧量增多，加重心脏负担，所以，戒烟和控制饮酒量也是减少冠心病发病的重要措施。

## * 酒对于预防心血管病有没有作用

大家说喝点酒挺好，酒通血脉，消愁遣性，少饮壮神，过多损命，这是中医讲的。当然少喝一点酒对人体是有好处的，少喝多少呢？每日不超过 30 毫升白酒，30 毫升就算饮酒大量了。

所以说一个人喝白酒不能超过 30 毫升，啤酒不要超过 250 毫升，红酒 50 毫升左右，毫升总数也不能超过 100 毫升。不能过量。

第八章

# 牢记护心秘籍 谨防心肌梗死偷袭

讲解人：周玉杰
首都医科大学附属北京安贞医院副院长、主任医师

* 几分饱有益于健康？
* 暴饮暴食为什么会引发心肌缺血？

一日之劫在于晨，心脏病为什么在 6：00 ～ 9：00 容易发作？盐的摄入和冠心病有关系吗？心脏专家护心秘籍有哪些？首都医科大学附属北京安贞医院副院长、主任医师周玉杰为您解答。

## * 预防冠心病 从限盐开始

合理膳食是非常重要的。6 克盐是我们的标准。对心脏病患者来说，特别是心功能不全的，我们的盐量限制在 3 ～ 4 克为好。一天一个人吃多少克盐？答案是 6 克。慢慢培养一个用盐的意识是重要的，时间长了就知道限盐饮食了。

## * 警惕隐形的盐

豆腐乳、火腿肠、腌菜、榨菜、酱油等里面也有很多盐。有的人一日无咸菜不食，早晨起来喝点粥没有咸菜就觉得没法吃饭了。咸菜含盐量是很大的，还有咸鸭蛋，特别是腌制品。越是爱吃这些腌制品的地区，高血压的

一般人每日食盐量应控制在 6 克以下。轻中度高血压患者每日食盐量应控制在 4 ～ 5 克，除此之外，还要少吃咸菜、酱豆腐、咸鸭蛋这样的食物，这样才能拥有一颗健康的心脏。

发病率就越高，心脏病的发病率也随之增高。

## * 七分饱最有益健康

吃饭不能吃得过饱。现在我们往往吃得太多了，做饭的时候恐怕不够，宁可多做半锅也不能少了一碗。每次吃饭的时候还要"打扫打扫"，把所有的菜和饭都打扫光，吃得很撑。这些习惯是不可取的，七分饱是最有益于身体健康的。

把胃塞得很饱以后，血液循环都集中在胃里，脑和心脏这两个重要脏器的供血就少了，造成心脏和脑缺血缺氧，容易发生心绞痛、脑卒中。

暴饮暴食会导致流向胃肠道的血液增多，使心脏供血相对减少，从而诱发冠心病，所以，每餐保持在七分饱，更有利于保护我们的心脏。

## * 心脏专家的护心秘籍

1. 地中海饮食

我们在饮食上要注意，推荐给大家一个地中海饮食，在西班牙、法国、意大利、希腊，这些地中海南岸的地方、欧洲南部的地方，居民心脑血管整体的发病率都比欧美其他地区明显要低，那么这些国家饮食有什么习惯呢？这些国家的饮食习惯都是金字塔型的，这个金字塔就四层，吃得最多的是五谷杂粮，谷类要放在底层（第一层），所以大家每天要吃得多的是五谷类。第二吃得多的是蔬菜、水果，金字塔的第二层，吃多些。第三层是肉，可以适量吃。鱼、虾、乳这些蛋白质丰富的食物要少吃，这是第四层。

2. 健康心脏每日 8 杯水

保护心脏要遵循地中海饮食原则，每天吃得最多的是五谷杂粮类食品，其次是蔬菜、水果，适量吃鱼、肉、蛋、豆类食品，少吃油、糖、盐类食品，除此之外，每天还要补充 8 杯左右的水。

## * 易发心肌梗死的魔鬼时间

6:00 ～ 9:00 这段时间被称为魔鬼时间，这段时间心血管病和脑病的发生率是非常高的。为什么这段时间容易发生心脏病呢？因为人一般清晨起来都在四五点钟开始，人有两个神经，有一个抑制的神经，在睡眠中这个神经占上风，在早晨五六点的时候兴奋的神经开始兴奋，它俩在转换，我们叫交感风暴，在医学上，它俩转换期间就容易出问题，好容易转换过来一个交感风暴，过来一个兴奋的神经占优势了，早晨 6:00，如果清晨、寒冷再加运动，这三件事都加在一起的话就容易发生心脏病。6:00 ～ 9:00 是人最不稳定的一个阶段，特别是患有心脏病的人。当然普通的人无所谓了，什么时候运动的话，我们上学的时候早晨起来就跑步，跑得直喘也没有什么事，因为大家没有心脏病，但有心血管疾病的话要注意 6:00 ～ 9:00 这个时间段。

## * 易发心肌梗死的魔鬼地点

有好多的人在得了心肌梗死以后都是在厕所中不幸逝去的。因为心脏病患者在如厕时，有直立下蹲还有大便的过程，如果大便干燥的话更容易发生一些危险，腹压增加以后血压增高，会增加心脏的负荷和心脑血管事件的发生率。

冠心病的魔鬼时间是 6:00 ～ 9:00，10:00 后锻炼身体是最科学的；冠心病的魔鬼地点是厕所，所以，要在床上先躺半分钟，坐起来半分钟，两腿下垂半分钟，经过 3 个半分钟再起床上厕所是比较安全的。

第九章

# "心"的康复秘籍

讲解人：高炜

北京大学第三医院副院长、心内科主任、主任医师

\* 危险靠近，有什么办法可以化解？

\* 心脏复苏的误区究竟有哪些？

众所周知，心血管疾病的发病率特别高，冠心病正威胁着人类的健康。那么有效预防冠心病的秘籍到底是什么呢？北京大学第三医院副院长、心内科主任、主任医师高炜为您讲解如何才能让心脏远离致命的危机。

## \* 有效预防冠心病——心脏康复

药物、心情、饮食等方面对于冠心病患者的心脏康复非常重要，因此心脏的康复应该是一种现代的康复理念，它包括生活评估，即生活方式的问题；按照规定的药物治疗；运动康复；心理的支持，即怎样防止抑郁、焦虑；定期随访；到医院定期医学监督等各个方面。这些都是非常重要的内容，以下详细讲解冠心病患者在生活方式和心理健康方面应注意些什么。

## \* 冠心病患者的生活方式

### 1. 饮食

老刘患糖尿病有 10 年了，同时其血压和血脂的指标

也都比较高，医生认为老刘是典型的代谢综合征，并叮嘱她一定要控制饮食总量，注意合理饮食。于是老刘为自己制定了三餐的食谱：每天早晨老刘都不多吃，只吃一小块蛋糕或者是一小块点心，中午和晚上在她的餐桌上也只能见到一些素菜，一点儿肉蛋类的食物都见不到。到了周末，孩子们会回家给老刘改善伙食，经常到外面的餐厅聚餐。

## 专家提示

在老刘的食谱里，虽然她知道应当吃得清淡些，但仍存在如下两个误区：

误区一：有些人认为，早餐的点心、蛋糕吃不了太多，不会怎么样。但点心、蛋糕含有非常多的油。我们每天油摄入量是有一定限制的，25～30克就已经很多了。所以有些人虽然早餐的点心、蛋糕在食量上并不多，但有可能一天的油的摄入量就已经超标了。

误区二：有的人说去饭店吃饭不点肉，点青菜就没问题了，但即使是炒青菜也有很多油，如果素菜放凉了，放到冰箱再拿出来会看到一层油，油量非常多，不放油炒出来的菜不好吃，餐馆要关门了。但是这么多油对我们的健康不利。从心脏康复的角度讲，饮食的健康就是合理的饮食，包括低盐、低脂、低糖、高纤维素。

2. 吸烟

50岁的老郭两年前在一次体检中，被查出患上了冠心病。冠状动脉造影显示，他的血管狭窄程度达到了60%，处于进行支架治疗的临界状态，当时医生就建议老郭从生活方式上进行调节。于是他从饮食和运动上进行了调整，但唯独这烟戒不掉。两个月之后老郭又去进行了复查，检查结果显示，他的总胆固醇和低密度脂蛋白值都处在正常范围内，这让老郭欣喜万分，那么这是不是就意味着老郭不用再担心这个值往前发展了？

## 专家提示

很多患者得了冠心病后服用降血脂的药，吃完后数值指标在正常范围内就把药都停掉了。实际上这是一个误区，化验单的血脂的正常值是给正常人设定的，所谓的正常人指的是没有冠心病、没有糖尿病的人，按照化验单上的正常值，如果正常基本上没有问题。但是对于有冠心病、糖尿病这些高危因素的人，则要求强化降脂，把胆固醇水平要降得很低，才能防止动脉硬化的进展，或者说逆转动脉硬化。从化验单上看，总的胆固醇要小于 5.17 毫摩尔每升，正常值是 3.37 毫摩尔每升以下。如果是冠心病的患者，又得过心肌梗死并有糖尿病，风险便很大，是极高危的患者，他的低密度脂蛋白胆固醇即坏胆固醇要控制在 1.6 ～ 2.16 毫摩尔每升以下，和正常值差了很多，即使一般有危险因素，没有心肌梗死的冠心病，没得心肌梗死，只有动脉硬化有一点狭窄，他的坏胆固醇也应控制在 2.6 毫摩尔每升以下，只达到正常值是不行的。

像老郭这样的患者，如果不戒烟，动脉硬化还会发展。前一次可能是 60% 的狭窄，也可能什么时候突然血管堵了，突然心肌梗死，风险很大。因此，戒烟是非常必要的。烟瘾大的患者，可以先延迟吸烟的时间，一天多几次延迟就能少吸几支烟。此外，可以转移自己的注意力，吃完饭到外面活动活动，走一走来代替饭后一支烟，可以把注意力分散，把习惯改掉，吸烟也会少一些。吸烟有成瘾性，有的人知道吸烟不好，但是控制不了，可以借助医疗手段，现在有戒烟的药，也可以帮助很难戒掉但必须戒烟的人把烟戒掉。

## * 冠心病患者的心理健康——情绪

60岁的老李5年前被查出冠心病心绞痛，冠状动脉三支血管都存在狭窄的情况。但由于当时老李的症状并不是太明显，只是运动时胸口憋闷，嗓子偶尔会有辛辣感。所以他也并没有太当回事。可让老李没有料到的是，就在今年2月，他却因为突发心肌梗死被送往医院抢救。经过全力抢救，老李脱离了生命危险。可这次生离死别，却让老李像变了一个人一样。每天他都紧张过度，只要稍微难受一下，就觉得是心肌梗死犯了，没事儿自己老瞎琢磨。吃饭也不香，觉也睡不好，甚至都不愿意跟家人交流。

### 专家提示

大概50%的心血管疾病的患者不同程度地存在抑郁或者焦虑，遇到这种情况，调整心情对心脏康复很关键。要给患者做一些健康知识的宣教，了解什么是正常的方式，在什么样的情况下是心脏的问题，哪些情况与心脏没关系。还应让患者适当运动，可以出去旅游，多跟周围朋友交流，家人也要多一些沟通。

## * 心脏康复适用于所有心血管疾病的患者

心脏康复现在主要是面向心血管病的患者以及一些有心血管危险因素的人。具体来说，就是得过心肌梗死的患者，心脏放过支架的患者，心脏外科搭桥手术的患者，慢性心力衰竭的患者，心脏瓣膜有毛病的患者，安装过起搏器的患者以及高血压患者、高血脂患者、糖尿病患者等，都要做心脏康复。

## * 心脏康复需要在病情稳定的情况下进行

应当注意的是，不是所有患者在任何时候都可以做，而是要在其病情相对稳定的情况下再来做心脏康复。如果说刚刚得心肌梗死的，那时做康复让他运动肯定不合适。其他的方面可以进行，如告诉他控制危险因素、心理上要放松、要戒烟，这些都可以做得到。心力衰竭的患者也是这样，如果呼吸困难坐着不动都喘，不可能也让他运动，可能没走出门患者就不行了。患者在病情稳定的情况下做心脏康复，最好先到医院进行评估，以保证康复活动安全有效。

第十章

# "心"的运动秘籍

讲解人：高炜

北京大学第三医院副院长、心内科主任、主任医师

* 冠心病患者究竟该不该运动？

* 怎样运动对心脏康复最有效？

* 心脏康复运动中应注意避免哪些误区？

运动有很多好处，它对心脏的康复也至关重要。那么，患有冠心病的人究竟该怎样运动才对心脏康复最有效？心脏康复运动中又应注意避免哪些误区？北京大学第三医院副院长、心内科主任、主任医师高炜为您做出解答。

## * 运动对冠心病患者大有益处

老王是一位退休的体育教师，患冠心病已经5年了。自从因为心肌梗死进行了支架介入治疗后，老王有了一个很大的变化，就是大门不出二门不迈。介入治疗之后，他基本不进行任何运动，因为老王总担心，这一运动就会加重心脏的负担。当了一辈子的体育老师、热爱运动的老王，只能每天待在家里，看着窗外的人们享受运动带来的快乐。甚至有时候，老伴叫他一起去买菜，他都不敢去。

专家提示

很多病人得了心肌梗死后非常害怕再出事，认为在家比较安全，不敢再进行任何运动。殊不知，运动是有

许多益处的，它可以使人体的呼吸系统得到锻炼，对于神经系统也有帮助。还可以让动脉系统、血管内部的功能得到改善，静脉的回流增加，血管的阻力也下降，心率也会变得更慢一些。所以运动对正常人和病人都非常有帮助。甚至运动不足会带来一些心血管疾病的危害。

## * 运动过量会给冠心病患者带来健康隐患

老张10年前在家中由于突然晕厥被立即送进了医院，经过医生的检查，他是突发性心肌梗死，同时又被查出患有糖尿病。直到出院，老张还觉得像做梦一般，自己怎么好端端的就心肌梗死了呢？医生告诉老张，这与他平时缺乏运动有着一定的关系。十分担心自己病情的他，就加大了自己的运动量，把以前的慢走改成了爬山。

### 专家提示

运动需要适度进行，冠心病患者，尤其是得过心肌梗死的患者，坏死的心脏部分是不能够恢复的。这类人往往其血管也有一些问题。如果没有评估，一味使劲地运动，不管自己的承受能力和耐受能力是多少，就有可能出现意外事件。因此，冠心病患者要选择适合的运动方式，选择适合的运动量，通过评估确定运动方案。

## * 心肺运动试验——为冠心病患者制定运动良方

心肺运动试验有一个像平常健身一样的平板，用来为运动的量做指导。另外还需要戴一个面罩，通过面罩来了解患者在运动过程中氧气和二氧化碳的排出，然后根据运动过程中心电图反映的心率，血压以及氧气和二氧化碳的水平，了解患者运动能力是多少，可以计算出一个结果。这个运动处方包括运动储备量，就是运动的耐量能达到多少；运动强度是多少；可以采取的运动方式有哪些。这里面包含很多跟运动相关的，如运动方式、运动量、运动时间、模式等很多内容，患者应当根据这个评估结果选择运动方法。

## * 糖尿病患者更易发生无症状性心肌缺血

老陈患有冠心病和糖尿病，他平日运动量很大，而且没有什么异样感觉。但是，在医院做了运动试验后，他的心电图显示有明显的心肌缺血。

### 专家提示

有些患者是无症状性心肌缺血，尤其是糖尿病患者。这种无症状性心肌缺血，甚至有些患者得心肌梗死都没有症状，往往是到医院做检查的时候，做心电图之后，才发现原来得过心肌梗死。这类患者没有疼痛的症状，因而是更危险的，因为没有信号、警觉，所以更应该定期到医院去就诊，做该做的检查，尤其是有冠心病高危因素的人群应该对自己有一个评估，否则的话，错误的运动会出问题。运动要有指导，应当是有指导的运动康复，而不是随意的运动。即使运动耐量好也不能说就绝对是安全的。因为运动评估每隔一段时间就应该进行一次，注意变化。

## * 冠心病患者运动坚持循序渐进

循序渐进是健康运动的关键。逐渐增加运动量，而且是以自己能耐受的情况来运动。如果一运动就觉得上气不接下气，说话都困难，那肯定是运动量过大了。如果运动完觉得很舒服，没有任何难受的地方，心情也愉快，这样的情况就是可以的。如果在没有条件的情况下，或者说没有专业人士来做心脏康复指导，自己逐渐掌握从小运动量到大运动量，以自己的症状和自我的感觉来指导康复运动也是可以的。

## * 心血管疾病患者不宜晨练

老刘患冠心病已经有两年了。两年来，他非常注意自己的病情，经常关注健康节目。他深知运动对病情缓解的帮助，所以每天坚持锻炼，经常是一大清早起来吃完早点，就会去附近的公园里跑步，打太极拳，这一活动就是两三个小时，到了中午，饥肠辘辘的老刘才到家直接吃午饭。

### 专家提示

晨练是中国人特别推荐的一种运动模式，但实际上晨练有一定的风险。心血管病发病或者发生心脏问题、心脏事件多在清晨四五点，一直到上午九十点。很多患有高血压的病人，早上起来血压是最高的。很多人这时开始运动，不吃药也没有任何准备，实际上这存在潜在的心血管病的危险。

## * 心血管疾病患者的运动时间三部曲

从心脏康复的角度来讲，运动时间是有一定限制的，要有一定的准备时间。真正训练的时间在 15 ～ 30 分钟比较合适，最后用几分钟休息，再回家洗一洗，这样是比较好的方式。总时间大概 1 个小时，包括前面的准备，后面的休息，真正的运动大概也就是半个小时。另外，运动需要有一些准备，如带点水，隔一段时间喝点水，要适当补充液体。

## * 心血管疾病患者运动前服药很关键

运动前，该吃的药要吃好。如降血压的药、治疗糖尿病的药，都要吃完以后再去运动，运动回来再吃药是不合适的。另外，在运动过程中，如果感觉到明显的不舒服，如走快一点就觉得胸口发闷发憋，就得停下来。这个时候就是一个信号，说明运动已经不合适，或者血管可能又出问题了，应当去看医生。甚至有些人稍微走快一点就喘不过气来，休息一会儿，还会觉得呼吸不畅，即使躺下来，也觉得憋气，像这样一些情况，可能是心脏功能有了问题，更需要及时就医检查了。

第十一章

# "心"的用药秘籍

讲解人：高炜
北京大学第三医院副院长、心内科主任、主任医师

* 心脏疾病的药物康复需要关注哪些方面？
* 冠心病患者如何制定用药法则？
* 支架术后患者易存在哪些致命误区？

心脏康复中，药物治疗是一个重要的法宝。那么，不同程度的冠心病患者制定不同的用药法则又是什么？用药过程容易存在哪些误区？北京大学第三医院副院长、心内科主任、主任医师高炜教授为您做出解答。

## * 冠心病的高危人群应预防性用药

55 岁的老孙最近感觉自己一运动就会胸口憋闷，有的时候嗓子也会辛辣难受。这一系列异常，让他不得不到医院进行检查。医生通过检查发现，老孙的血胆固醇增高，尤其是低密度脂蛋白胆固醇高，血糖、血压也偏高。医生给老孙开了一些药，服用一段时间后，他的各项指标都恢复正常了，胸

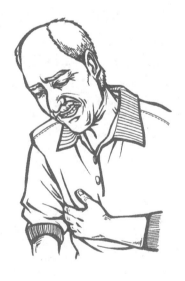

闷的症状也有所好转，于是老孙认为自己已经好了，就私自把药停了。

**专家提示**

在药物治疗中，已经患有冠心病的患者应进行二级预防，各项指标经用药恢复正常后还需要继续用药物治疗。另外，没有得冠心病、只是有危险因素的人也需要服药。因为这类人群如果不把危险因素控制住就很容易得冠心病。尤其是高血压、糖尿病、高血脂患者都需要用药物治疗。例如，高血压患者，只靠生活方式的改善或单纯的运动，血压没能降下来，就需要用药。同样，糖尿病患者只靠饮食不能够控制住血糖，就需要进行药物治疗。但是，降血压的药、治冠心病的药、降血脂的药都不能解决根本问题，只是一种对症的治疗。所以一旦停药，患者的血压、血脂、血糖都会反弹甚至加重，患动脉硬化、冠心病和心肌梗死的概率也会增大。

如何正确地用药，还需要根据患者的情况来调整，确定每一种药的口服量是多少、吃多少种类是合适的。并非吃的种类越多或数量越多才越好。

## * 准确识别心绞痛的早期信号

高血压、高血脂、糖尿病等都是冠心病的危险因素。有些患者运动量一大的时候，可能会觉得嗓子难受，这实际上是一个可能发生心绞痛的信号。在运动量大的时候，由于血管狭窄，血液流量不够多，供氧和需要达不到平衡，心脏就会开始报警，出现疼痛的症状。运动停下来后，耗氧量减少，平衡又达到了，疼痛就消失了。有这种症状的人应当到医院去进行心电图或者其他检查，以便判断有没有患冠心病。

## * 阿司匹林对心血管疾病的重要功效

60 岁的老吴患冠心病有十年时间了，2011 年他进行过支架介入治疗。两年后，老吴被查出患有白内障，需要立即进行白内障切除手术。由于听说坚持服用阿司匹林会导致手术中的大出血，于是老吴就把阿司匹林给停了，这一停就是十几天，直到伤口愈合，他才开始继续服用阿司匹林。

### 专家提示

冠心病患者即使接受了支架介入治疗或者是搭桥手术治疗，也不意味着冠心病已经被消灭了。冠心病的"帽子"一旦扣上了，就一辈子也摘不掉，因此药物治疗还是必须坚持的。

阿司匹林是心血管疾病治疗中很重要的药，它可以预防血液的黏质性，更重要的是它还有保护血管内皮、抑制炎症反应、抗动脉硬化的作用。如果患者没有放过支架，在进行手术时肯定要求他尽可能地停用阿司匹林，以免引起出血增加。但是患者如果放了支架，尤其是药物支架，它的修复比较慢，有些患者术后一年甚至更长的时间，支架还裸露在血管里面，这时如果把阿司匹林停掉，患者的血液就容易凝结，导致血栓形成而堵塞血管，就会发生心肌梗死。

## * 停用阿司匹林和氯吡格雷需要遵医嘱

除了阿司匹林外，还有一种抗血小板的药叫氯吡格雷。放了支架的患者，包括得过心血管疾病的患者，阿司匹林和氯吡格雷这两种药应至少联合用一年。之后可以根据情况，停用氯吡格雷或者阿司匹林，但是这两种药只能停一种。同时服用的数量也有规定：阿司匹林至少要每天100毫克，必须每天坚持吃，长期吃才能保证支架血栓的发生率会比较低。如果做手术一定要停，最好是停3～5天，而且术后情况根据医嘱尽早恢复服药。

## * 冠心病患者应坚持服用他汀类药物

有一类降血脂的药物非常重要，就是他汀类药物。冠心病患者的胆固醇，尤其是坏的胆固醇应控制得比较低，光靠运动达不到，就需要吃降脂药，或者叫调脂药。这种调脂药除了能够降低胆固醇，尤其是降坏的胆固醇以外，它还可以抑制动脉硬化的发生与发展，甚至可以逆转动脉硬化，让动脉硬化的斑块逐渐变小，而且它还有抗炎、抑制血液的黏稠度等很多保护内皮的功能，因此冠心病患者也需要终身服用他汀类药物来调节血脂。

## * 不要过度关注药物说明书

一年前，老李通过体检被确诊为冠心病。自从戴上冠心病这顶"帽子"之后，老李每天都会吃很多药，看着这手里一把一把的药，有时候他甚至都吃不下饭了，老李最大的顾虑还是那句老话，是药三分毒，于是他非常关注药物说明书里有关副作用的内容，甚至出现一点不舒服，都会从这些药物的副作用里面去找。

专家提示

老李的表现实际上是一些焦虑、抑郁的患者特别常见的表现。在用药过程中，每种药物说明书的内容是不一样的。副作用主要与其发生率有关系：有些是常见的副作用，还有一些是偶发的，甚至是几千人、几万人中才会有的。副作用有不同的程度，医生会根据患者情况来调整。因此，冠心病的患者在用药过程中，不必过于担心副作用。

## \* 冠心病患者应终身服药

60 岁的老胡患冠心病 7 年了。2009 年，他因为心肌梗死进行过支架介入治疗，之后病情一直比较稳定，他就没再去医院进行检查，有时候甚至连药都不吃。然而就在一年后，老胡又因为心肌梗死住进了医院。

### 专家提示

冠心病患者的用药是一个终身的用药过程。放支架的患者需要长期服用阿司匹林，或者用氯吡格雷，防止支架里血栓的形成。动脉硬化是一个逐渐发生、发展的过程，一旦停药，动脉硬化还会继续发展，容易再次引发心脏危机。

## \* 心肌梗死患者需加用保护心脏的药

心肌梗死患者，除了术后用药，还需用药控制危险因素。因为这类患者的心脏收缩已经受到了影响，为了避免出现恶性的事件如恶性的心律失常，患者需要服用一些有保护心脏作用的药。血管受体的拮抗剂有保护心脏的作用，对改善心脏功能、预防心脏猝死都非常有帮助。

在选择用药的时候要考虑到，已经有心肌梗死的患者应有侧重。例如，有些患者已经把血管狭窄的地方都切除了，而且也没再有心绞痛和心肌缺血，那就不需要长期服药了。

第十二章

# 健康"心"问题

讲解人：许锋
北京医院副院长、心血管内科主任医师

\* 心肌梗死的非典型症状有哪些？

\* 不同疾病引起的胸痛究竟有何不同？

有一种疾病，在我们生活中随时随地都有可能发生，在全球每年有 600 多万人会死于这种疾病，近十年在我国的发病率，每年都在上升，它发病急，死亡率达到了 30% 左右。这是一种什么样的疾病呢？北京医院副院长、心血管内科主任医师许锋为您讲解。

## \* 急性心肌梗死

急性心肌梗死是指供应心脏的冠状动脉或其分支突然闭塞，受其营养灌输的那部分心肌就会发生坏死，即急性心肌梗死。

## \* 急性心肌梗死出现的胸疼自有特点

急性心肌梗死的胸疼，有几大特点：一是疼痛的部位是集中在胸骨后；二是胸疼的发作大部分在运动后或是情绪特别激动的时候；三是这种疼痛的性质是一种压榨性的闷疼，并且通常会持续 30 分钟以上。

## * 急性心肌梗死的非典型症状

今年 30 岁出头的小张有一件事非常头疼，那就是牙疼，只要有事着急上火，小张一准儿会牙疼。这天，小张出门上班，远远地看见自己要坐的公交车开了过来，他赶紧跑了几步想要去追车，就在这时，他的牙突然疼了起来，而且与过去不同的是无法确定究竟是哪颗牙在疼。这到底是怎么回事呢？小张带着疑问来到单位，并赶紧拿了些止疼药吃，可是半天过去了，他牙疼的情况依然没有好转，小张来到口腔科就诊，接诊的医生听了他的描述后，给他做了相关检查，并未发现什么牙齿问题，因此建议他到心内科去看看。然而，还没等小张到心内科门诊，他就出现了头晕、呼吸困难的情况。

### 专家提示

心肌梗死发生时，疼痛会由神经传导至脊髓再到大脑，而牙齿的疼痛同样由神经传导至脊髓，当两种疼痛重叠时，就会使大脑误以为是牙疼。此外，心肌梗死导致的牙疼通常不能明确具体是哪颗牙齿，且往往出现在运动后，含服硝酸甘油能够缓解。

## * 饱餐后上腹部不适可能是心肌梗死前兆

今年 50 岁出头的杨女士患糖尿病已经多年了，这天中午吃完午饭，她打算休息一会儿，可这时，她突然感到上腹部出现一阵强烈的不适，紧接着她就吐了出来。难道是吃东西吃得不对吗？她本想吃点药，可是胸口的憋闷感越来越强烈，她不得不来到医院，接诊的医生在听了她的描述后，为她开了一张心电图检查单。杨女士尽管觉得很奇怪，可还是去做了检查，结果显示，杨女士为急性心肌梗死，若不是来得及时，很有可能发生严重的后果。

专家提示

饱餐后肠胃需要更多的血液来帮助消化，因此就会导致心脏供血不足，加重心脏负荷，诱发心肌梗死。

## * 不同的胸疼要区别对待

王先生几年前就被查出有反流性食管炎，所以经常会觉得胸口隐隐作痛，而且还会闷闷的难受，通常这个时候他都会吃点药来缓解。最近工作紧张，他又出现了胸口疼的情况，可是让他奇怪的是，过去一吃就管用的药，这回怎么也不管用了，他只能来到医院让医生重新开点药。可医生在听了他的描述后，果断地将他转到了心内科，经过心内科医生的检查，原来，王先生的冠状动脉已经出现了堵塞，如果不是就医及时，后果将不堪设想。

专家提示

对于胃食管反流的患者，有时服用硝酸甘油也会使食道扩张，缓解症状，因此，容易混淆。反流性食管炎引起的疼痛通常会在饭后 1 小时左右出现，而且在平躺时更容易发生，同时伴有反酸、烧心、下咽困难的症状。

## * 吃饭也会引发心肌梗死

老胡患有冠心病多年了，一直都很注意。最近他儿子从国外回来探亲，他特别高兴。好几年没见到儿子的老胡，特地准备了一桌子的菜，还有一瓶好酒，打算跟儿子好好喝点。两个人一边聊天一边吃饭，不知不觉两个人竟然把一桌子菜都吃得差不多了，可就在这时，老胡突然出现胸口绞痛的情况，儿子赶紧叫来了救护车把老胡送到了医院。经过抢救，老胡终于脱离了危险。

**专家提示**

情绪激动、暴饮暴食和饮酒都是导致老胡出现心肌梗死的原因。情绪激动会导致心率加快，使心脏耗氧量增加，从而诱发心肌梗死。此外，饮酒、暴饮暴食同样会加重心脏负担，导致心肌梗死。

第十三章

# 解读冠心病

讲解人：陈红
北京大学人民医院心脏中心主任、心内科主任、主任医师

\* 心绞痛的症状和缓解方式分别是什么？

\* 冠心病的危险因素有哪些？

\* 冠心病的治疗应该选择哪种方式？

从 20 世纪开始，冠心病就成了导致人类死亡的主要原因之一，被认为是全球范围内第一杀手。那么，到底什么是冠心病？冠心病的典型症状都有哪些？它的诱因又是什么？北京大学人民医院心脏中心主任、心内科主任、主任医师陈红为您答疑解惑。

## \* 了解冠心病

人体的组织器官是靠血管里面的血液来提供营养的，同时通过血管把代谢的废物、毒物带走。营养心脏的血管主要有两根，一根是右冠状动脉，另一根是左冠状动脉。左冠状动脉又分成了两根，所以通常说心脏主要是由这三根血管来供血，当这三根血管发生了动

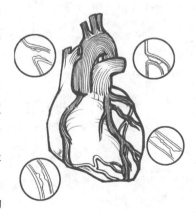

脉硬化以后，那些坏的血脂就沉积在了这些血管壁上。即我们说的低密度脂蛋白胆固醇，当它沉积在血管里以后阻塞血管，当阻塞的程度超过 50% 以后，就发生了冠心病，所以冠心病也叫缺血性心脏病。

## * 什么是心绞痛

冠心病最常见的症状是心绞痛和心肌梗死。无论是心绞痛，还是心肌梗死，最重要的临床表现或者最主要的症状就是胸部不适，但不是所有胸部不适都是心绞痛或心肌梗死，因为还有一些其他的病，如消化系统的疾病也可以引起胸部的不适。

那么到底什么是心绞痛？举两个例子：一个是老人追公交车，追的过程中突然觉得不舒服，在追赶公交车的过程中突感胸闷；另一个是老人负重爬楼，到家后过了一段时间坐在沙发上突然感觉不舒服，即在运动后一小时感觉到胸闷。这两个哪个是典型的心绞痛？

第一个例子应该是典型的心绞痛，看见车来了要去追赶，然后快速地跑步，在跑步的过程中，突然胸部不舒服，然后马上就休息。第二个例子应该不是典型的心绞痛，因为老人负重快速行走，在这么大运动量的时候，并没有任何的不舒服，但是过了一个小时以后突然间出现胸部的这种不舒服，不能完全排除他有心绞痛，但起码不是典型的心绞痛。应该进一步到医院去检查治疗，那么到底什么是典型的心绞痛呢？

典型的心绞痛一般会有一个诱因。例如生气、剧烈的体力活动、吃得特别饱或者在很冷的环境中等。一般都是在诱因刚刚发生的时候就发病。一般的难受部位是在胸骨后或者在心前区，下颌或者牙不舒服也是可能的，但这种情况比较少见，更多的是在整个心前区，范围不会特别大，一般一个巴掌大小。经常有人认为心绞痛是一种疼痛，实际上典型的心绞痛是一种压迫感、紧缩感、憋闷感，有的病人描述觉得整个胸部就像勒了一条带子一样有一种紧缩感。非常重要的一点是，胸部不适的持续时间很少超过半个小时，大部分病人在 15 分钟之内就会缓解，但是也不能太短，一两秒钟一下就过去了也不是心绞痛。

缓解方式一般是停止活动，马上休息。另外还有一个方式就是含硝酸甘油，一般含化了症状即可消失，如果 20 分钟以后才好一般不认为是心绞痛。对于心绞痛到底典型不典型的判断，一个是从缓解方式，另一个是从持续时间，这两点至关重要，当然跟诱因、部位、难受的性质等也有关系。

## * 冠心病的危险因素

### 1. 早发冠心病家族史

严格来说，早发冠心病家族史在学术上就是，男性的一级直系亲属在 55 岁以前得冠心病或女性的一级直系亲属在 65 岁以前得冠心病，就叫有早发冠心病家族史。什么是一级直系亲属呢？通俗地说，男性一级直系亲属就是指爸爸，女性一级直系亲属指妈妈，所以家族史和早发冠心病家族史是不一样的。这只是一个危险因素，并不存在必然的遗传。

例如，李峰的母亲 62 岁得的冠心病，即他有早发冠心病的家族史，但并不是说李峰就一定会得冠心病。因为冠心病的遗传不是单基因的遗传，是一种多基因的遗传。只是有可能得冠心病，或者得冠心病的风险比没有早发冠心病家族史的人高一点。

2. 吸烟

吸烟不光对肺有不良的影响，同时和许多疾病的发生也密切相关，如对冠心病的发生也有很重要的作用。有一个真实的案例，在一个烟雾缭绕的房间里，几个青年人坐在小屋里一边吸烟一边聊天，其中一人突感胸闷，送医院后，心电图提示心肌梗死。这个年轻人平时没有病，就是在那一次烟雾缭绕的过程中吸烟一个多小时突然间得了心肌梗死。从以往的研究数据可以看到，吸烟的人和不吸烟的人相比，心肌梗死的危险性要增加137%。而且冠心病无论是发病和死亡都与患者每天吸烟的支数密切相关。也就是每天吸烟的支数越多，那么发生冠心病或者发生冠心病以后造成死亡的危险也就越高。所以提倡大家要积极地戒烟。

3. 肥胖和超重

判断是否为肥胖或超重目前常用指标就是体重指数，简写为BMI。那么体重指数怎么计算呢？就是体重（千克）除以身高（米）的平方，得出来的这个数字，就叫体重指数。对中国人群来说，体重指数大于或等于28，就认为是肥胖了。大于或等于24的时候要引起重视，说明已经超重了。肥胖的人和不肥胖的人相比，发生冠心病和脑中风的风险增加了148%，所以肥胖和冠心病之间也是密切相关的。

4. 高血压

和没有高血压的人相比，高血压患者发生冠心病的危险性要增高2.4倍。举个例子，高压每升高20毫米汞柱，那么因为心血管死亡的风险就增加一倍，或者说低压增高10毫米汞柱，那么心血管死亡的风险也增加一倍。所以高血压对冠心病的危害是非常大的。

5. 血脂异常

首先要知道所谓的血脂异常到底是怎么回事。在临床上判断血脂异常和不异常，主要是通过以下四个指标：一是低密度脂蛋白胆固醇，它的正常值应该是小于 160 毫克每分升；二是总胆固醇，正常情况下它应该是小于 240 毫克每分升；三是甘油三酯，它的正常值应该小于 200 毫克每分升；四是高密度脂蛋白胆固醇，它的正常值和上面三个不一样，正常情况下，应该是大于或等于 40 毫克每分升。而血脂异常就是前三个指标，当它的水平高于这三个正常值的时候，就发生了血脂的异常，而第四个高密度脂蛋白胆固醇，如果它降低了就认为它是异常的。所以我们泛泛地说血脂增高了就是不好的，血脂里面也分好的和坏的两部分。随着血脂里面低密度脂蛋白胆固醇的增高，它每增高一个毫摩尔，男性的冠心病的发病率就增高 36%。而且近几年的研究也发现，只要降低了低密度脂蛋白胆固醇，那么冠心病的发病率和死亡率就明显的下降。所以血脂异常是冠心病极其重要的危险因素。但是血脂异常和高血压还不一样，高血压有一小部分病人在血压特别高的时候，还会有头不舒服等感觉，但是血脂异常的病人通常没有任何症状，所以要求每年应该定期检查，看看血脂有没有异常。

高低密度脂蛋白胆固醇（LDL-C）、低高密度脂蛋白胆固醇（HDL-C）就是血脂异常的两种类型。

此外，年龄和不良的饮食习惯也是冠心病的危险因素。经常酗酒是一个不良的习惯，但是饮酒到目前为止还不是冠心病的危险因素。

## * 冠心病的诊断

冠心病的诊断需要搜集两方面的资料：一是病史方面的资料；二是身体检查。

病史资料特别重要，目前尽管有那么多高、精、尖的检查技术，但是病史仍然是最基本也是非常重要的资料。病史里面主要搜集有没有危险因素、有没有高血压、有没有冠心病、有没有肥胖、吸不吸烟等。另外要看临床表现是什么，也就是有什么症状。典型的症状就是心绞痛。此外，缓解方式也至关重要，其中，第一个缓解方式是犯了病以后马上停止原来的活动；第二个是含硝酸甘油，一般来说，硝酸甘油一含化症状就应该缓解，非常快。如果过了 20 分钟、30 分钟才好那多半不是冠心病。

目前最主要的检查就是心电图，其中包括普通的心电图，除了这个以外，还有一个心电图复合实验。另一个检查就是冠状动脉造影，到底诊不诊断为冠心病，一切以它的结果为准。那么什么是冠状动脉造影呢？就是一个病人躺在床上，医生在一个小小的部位，一个巴掌大的操作区域里面，把一根非常细的管子和一根细的导丝通过我们下肢的动脉以及主动脉，最终进到冠状动脉里面，然后打造影剂。冠状动脉造影是一个非常重要的检查，也是诊断的一个金标准。除了冠状动脉造影以外，近年来有一项技术也就是心脏的冠状动脉的 CT 检查，也是一项发展非常迅速的技术，这项技术和冠状动脉造影相比，它的优点是没有创伤，这个不需要一根管子进到心脏里去，基本上跟脑部 CT 差不多，但是也需要打造影剂，可是到目前为止，这项技术还不能完全替代冠状动脉造影。应该说，冠状动脉造影目前仍然是我们平常在临床上用于诊断冠心病的一个金标准。

## * 运动实验不适合所有人

心电图复合实验这个说法比较绕嘴，简单来说是运动实验。运动实验的优点是简单、廉价，相当于我们在跑步机上跑步，然后根据不同的年龄和不同的状况，逐渐增加跑步的速度，同时有一套心电图的检测设备来检测跑步过程中心电图的变化。但不是所有的人都能做这个实验，例如，最近心绞痛发作得特别频繁，原来一个月可能犯一次，最近一个星期就犯一次或者一个星期就犯好几次，这种情况可能属于不稳定性心绞痛，在这种情况下做，会加重病情，所以不提倡做运动实验。

## * 冠心病的治疗

对于冠心病的治疗方式，主要包含以下四类：第一类是生活方式的调节；第二类是药物治疗；第三类是介入治疗；第四类是心脏的外科手术治疗。在这四类治疗里，生活方式的调节是其他三类治疗的基础，非常重要，不能忽略。

那么如何正确地选择适合自己的治疗方式呢？有一个这样的病例。老李检查出冠状动脉出现了粥样硬化，管腔狭窄面积已经达到了40%。于是老李要求医生为他做介入手术。这个案例中，非常重要的就是狭窄在40%左右，在临床上一个人有冠心病，狭窄一般要在50%，所以对于老李来说，连冠心病都诊断不了，只能说老李现在存在冠状动脉的粥样硬化。对于老李的治疗，目前肯定不需要手术，最主要的是药物治疗。

1. 药物治疗

冠心病的药物治疗主要包含阿司匹林、血管紧张素转化酶抑制剂、β 阻断剂、他汀类药物、钙离子通道的拮抗剂、硝酸酯类的药物。

第一类药物是大家比较熟悉的阿司匹林，这个药物主要是抗血小板的。虽然这个药物很便宜，但它确实在冠心病患者治疗的过程中是可以延长其寿命的。第二类药物是血管紧张素转化酶抑制剂，也非常重要。第三类药物是 β 阻断剂，在使用的过程中也是能够延长患者寿命的，但是要特别注意，这个药物有一定副作用，可能有时候会引起心跳减慢，所以在用的过程中要注意观察心率。第四类药物是他汀类药物，老百姓讲的降血脂的药物里的一种，主要是降低低密度脂蛋白胆固醇。第五类是硝酸酯类的药物，包含平时吃的硝酸痛、硝酸甘油等。硝酸酯类分单硝酸、二硝酸、三硝酸等，硝酸甘油属于硝酸酯类里含三个硝酸酯的那一类，三硝酸的药物。平时使用的过程中要特别注意，如果经常随身装着，温度偏高，一般 3～6 个月换一次，否则容易失效。

经常在看电视或电影的时候看到这样一个情节：某个人冠心病突发的时候，赶紧叫旁边人拿速效救心丸，感觉这个药特管用。那是不是一发作就能吃这个药？这就涉及胸部不适以后怎么处理的问题。第一就要去除诱因，第二就是尽快地含服硝酸甘油。一般从冠心病的急救、诊断来说，提倡含硝酸甘油，首先只含一片，如果是冠心病，含完以后硝酸甘油一会儿症状就缓解了，如果 5 分钟以后还不缓解，再含第二片，如果含了第二片还不缓解，含第三片，第三片含完 15 分钟过去了如果还不缓解，这时候就赶快叫急救车上医院，后面就不是我们自己能处理的了，要到医院再去鉴别。关于速效救心丸，它也是一个很好的药物，具体什么情况下应该用，还是应该找中医科的医生来辨证施治。

## 2. 介入治疗和手术治疗

介入治疗主要是把导管通过我们的股动脉、主动脉到达心脏，就是一个经皮的治疗，不需要开胸。外科手术往往是要开胸术做。介入治疗和手术有一定区别，不同的病人需要选择不同的治疗。

不管是介入治疗还是手术治疗，都要因人而异。那么在接受了这些治疗之后，患者是不是就可以一劳永逸、高枕无忧了呢？很多人会走入这个误区，给身体造成不必要的伤害，也会使疾病进一步发展。

# * 接受治疗后如何用药

纪女士半年前因为冠心病做了手术治疗，出院的时候医生叮嘱她要按时服药，三个月后纪女士感觉身体好多了，她想是药三分毒，既然没事了就别再吃药了，就在纪女士擅自停药的三个月后，她的血管再一次出现了堵塞。

**专家提示**

介入治疗和手术治疗不是一劳永逸的治疗。因为冠心病实际上是冠状动脉发生了硬化，而血管的动脉硬化不是只发生在冠状动脉上，全身所有的大、中动脉都可以发生硬化，冠状动脉的硬化往往同时在其他血管都有病变，而介入治疗和手术治疗处理的病变数往往有限，可能往往只对这一个狭窄进行处理，并不是做了手术就痊愈了。所以一旦把药停了，就不能很好地控制没做手术的那些病变的发展。像纪女士一样，停了药以后她的动脉硬化继续发展，甚至是加速，再次出现临床症状，所以要特别强调介入治疗和手术治疗不是一劳永逸的，即便是做了介入治疗或者做了手术治疗之后，仍然要坚持一个健康的生活方式，同时还要使用应该使用的药物，定期检查，在医生的指导下长期用药。

## * 冠心病的预防

### 1. 健康调节饮食，预防冠心病

生活方式的调节无论是对冠心病的治疗还是对冠心病的预防都是非常重要的，生活方式的调节里面，第一部分就是饮食的控制。在饮食控制上，应该因人而异，科学合理。

老李平时非常喜欢吃肉，可最近做体检的时候，医生提醒他，他的血脂有些高，要注意饮食结构，于是，老李决定一定要好好控制饮食，为了不让自己摄取过多的油脂，现在老李每天只吃水煮的青菜，几天以后，老李感觉自己全身无力，总是懒洋洋的。

#### 专家提示

老李从一个极端走向另一个极端，以前他大鱼大肉地吃，病了以后只吃水煮青菜，导致营养失衡，觉得没力气。同时极端的饮食控制也达不到目的，调节生活方式，其中有一个目的是为了控制血脂的水平，但是胆固醇相当于一部分是我们自身合成的。不是吃水煮青菜身体就不能合成胆固醇，这种极端的饮食控制，一方面对身体不好，另一方面也达不到治疗效果。总之，在整个生活方式的调节过程中，除了提倡的半勺盐、一勺糖、两勺油以外，特别强调科学合理。

### 2. 适量增加运动，预防冠心病

在生活方式的调节方面，还有一个非常重要的内容，就是增加运动量。一般来说，运动的次数每周应该 3～5次，每次的时间为 20～60 分钟。多做有氧运动，但不要做到极限、精疲力竭。

3. 控制血脂异常，预防冠心病

比较重要的是血脂异常的控制。治疗血脂异常的目的是为了让患者活得长、活得好。而降低血脂水平只是一种手段，不是我们的最终目的。那在什么情况下，降到什么程度，才能让病人活得好，活得长？这里涉及一个目标。

对于冠心病的病人，要求低密度脂蛋白胆固醇小于100 毫克每分升。对于中度危险的病人，就是还没得冠心病，他患冠心病的危险性只是中度的，对这部分人要求低密度脂蛋白降到130毫克每分升。对于低度危险的病人，就是得冠心病的危险性比较小的这部分人，要求低密度脂蛋白胆固醇小于 160 毫克每分升就可以了。

我们如何来达到这个目标，就涉及血脂异常的治疗，治疗方式主要包含两大类：一类是生活方式的调节；另一类主要是药物的治疗。药物的治疗包含四大类药物：第一类是树脂类的，第二类是烟酸类的，第三类是贝特类的，第四类是他汀类的药物。

目前最常用的是后两类药物，就是贝特类和他汀类的，第三类药物主要是减少甘油酸酯。研究最多的是他汀类的药物，这类药物主要是降低低密度脂蛋白胆固醇。这两类药物吃药的方法也不一样，第三类药物是苯氧芳酸类的药物，一般是餐前吃（早餐前半个小时或者午餐前半个小时吃）；而他汀类的药物一般是晚上睡前吃。降脂药物和所有药物一样，也会有一些副作用，但副作用的发生概率是非常低的，也就 100 个吃药的人里面，可能有 1 个转氨酶增高，所以在吃药前一定要查转氨酶。

另外大概有十万分之一的人吃了药物以后，可能会有肌肉的不舒服和肌肉的损害，所以吃药之前也要查一查磷酸肌酸肌酶。

通过吃药能够达到目标的血脂水平，就能够很好地防治动脉粥样硬化，防治冠心病的发生和恶化。

## * 不提倡仪器清洗血液降血脂

有人提出现在有一种仪器，能够通过清洗血液的方式把血脂清洗掉一部分，是这样吗？

血脂的控制主要有两大类方法，一类是生活方式调节，另一类是药物。但是也有其他的方法，如外科手术，还有洗血。但目前总体来说是不提倡仪器清洗血液降血脂的，那个是把血抽出来进行沉淀处理以后再输回去，可以很好地在短期内降低血脂。但是经过 6～8 周以后很快又复发。而整个过程可能会有很多的问题，有一些潜在的不利影响。另外，它的疗效时间非常有限，即使药物非常有效，对绝大部分病人还是不主张使用这一方法的。

第十四章

# 新选择铸就"心"传奇

讲解人：高长青
中国人民解放军总医院副院长、主任医师，全军心脏外科研究所所长

* 微创机器人心脏手术有哪些优点？
* 哪些人群不适合做微创机器人心脏手术？

　　当胸痛蔓延至身体所有部位，安静状态下的您，尤其渴望对疼痛的救赎，时间看得见，一分一秒的症状在曾经的回忆里慢慢清晰闪现，所有的病痛都不是莫须有，只有亲身躺在手术室，才感到生命来不得半点失察和怠慢。当胸痛加剧、疼痛难耐时，究竟应该怎样处理？心脏手术真的那么可怕吗？中国人民解放军总医院副院长、主任医师，全军心脏外科研究所所长高长青为您解答。

## * 前降支闭塞　搭桥手术远期效果好

　　81 岁的张先生是一名科研工作者，在 2010 年出现了胸闷憋气的症状，因为工作忙没有太在意，但是到了 2011 年，张先生开始经常性出现胸痛憋闷，每次都得服用硝酸甘油才能缓解疼痛，于是他不得不放下手头的工作，去医院进行了全面的检查。结果显示，张先生的冠状动脉前降支完全闭塞，对角支高度狭窄，冠心病非常的严重，需要采取搭桥手术进行治疗。我们的心脏 24 小时不停地工作，供应心脏的能量是血液，主要由三根血

管供应，包括前降支、回旋支、右冠动脉，而张先生得的前降支闭塞会严重影响心脏收缩功能，导致心肌大面积缺血，引发严重后果。

## 专家提示

　　冠心病的一般治疗方法共有三种：药物治疗、介入治疗、手术治疗。如果病情较轻，可以选择吃扩张血管的药物来满足心脏供血的需求；如果病情较重，可以选择介入治疗，也可以进行搭桥手术。介入治疗就是常说的放支架，狭窄的地方放一个支架进去，将血管撑起来。搭桥手术是把自己的血管移植在心脏上，在狭窄部位，用另一根血管做一个旁路。搭桥手术多是开胸手术，一提到开胸，大家就会谈虎色变，但前降支是给心脏供血的一根重要血管，如果完全出现了闭塞，最好选用搭桥手术进行治疗，如果采用支架介入治疗，很有可能导致再次狭窄，甚至出现生命危险。

## ＊微创机器人心脏手术优点多

　　冠心病并不是病发时才得的，而是之前一直就有。很多人的冠心病病程很长，冠心病患者家人看不出来，一般患者看起来红光满面，身体也挺好，但就是自己难受，憋气或者吃完饭可能胃不舒服，表现形式不一样。一旦症状明显，就表示这个病已经存在很多年，所以有的人就这么坚持着不治疗，发生意外就会让自己难以预料。

　　对于开胸手术来说，不仅手术风险大、术后恢复慢，且对于老年人来说比较危险。而这里所讲的微创手术，是由"机器人"完成的，顾名思义，机器人由三部分组成，即操控台、四条手臂、三个影视系统，机器人手臂通过

冠心病病程长，早期症状很复杂。

胸腔插到心脏部位，通过三维的影视系统把它传到操控台上。当然机器人只是外科工具，手术仍由医生操作完成，这样的手术，患者痛感小、创伤小、恢复快，术后一周左右就可以回家，这样就不仅可以减轻患者的心理负担，还可以有效降低术后并发症。

## * 微创机器人心脏手术对患者有一定的选择性

张先生决定进行微创机器人心脏手术后，一切准备就绪。上午 9：00，张先生被推进了手术室进行术前准备，医生首先在张先生侧面的胸壁上打了三个钥匙孔大小的孔，然后由一名手术室护士将机器人推近手术台，医生将机器人的三条手臂慢慢地放入刚刚打好的小孔内，这样机器人的手就进入了张先生的胸腔。医生就可以通过操作机器人的手，开始给张先生进行心脏搭桥手术了。

### 专家提示

最早，机器人手术应用于航天医疗，现在这个技术开始民用，在医学的外科领域应用很多，像泌尿外科、肝胆外科、肿瘤外科、妇产科、耳鼻喉科。但不是所有的人都可以进行机器人手术，针对特定的患者，选择特定的技术，这样手术效果才是最好的。如果患者不符合机器人手术的标准，我们可以选择其他方式治疗，如开胸手术，虽然开胸手术风险大、恢复慢，但是能够治疗疾病、延长寿命、减少痛苦，那么一定要选择开胸手术，因为保全生命是当下治疗的目的。

机器人只是外科手术的一个工具，需要医生熟练地掌握技能之后，才能进行操作。尽管微创机器人心脏手目前，机器人手术无法取代传统的开胸手术，需要客观选择治疗方法。

术相较于传统的开胸手术来说，有创伤小、恢复快等优点。但传统的开胸心脏手术也有其好处，在必要时也需采用开胸手术进行治疗。

## * 哪些人群不适合做微创机器人心脏手术

中午11:30，张先生被推出了手术室，送入了ICU，到了傍晚，张先生身上的监护仪器就被撤走了，第二天他便开始进食，第三天就能独自一人下地行走。在病房住了10天后，张先生感觉身体恢复得差不多了，就出院回家了，回家后便开始筹划着将自己的科研成果写书出版的事。上个月到医院复查时，各项指标都显示张先生现在的身体非常健康。

### 专家提示

微创机器人心脏手术优点众多，但对患者有一定的选择性，不是所有患者都能进行微创机器人心脏手术。

微创机器人心脏手术有选择性，也有针对性，进行手术的标准，要根据疾病以及疾病的严重程度来确定。微创机器人心脏手术对患者有一定的选择性，并不是每一个患者都适合，对于冠心病患者，如果过度肥胖，或者以前做过心脏手术，或者得过严重胸膜炎而导致胸膜粘连等情况，可能就不适合用微创机器人心脏手术进行治疗。

第十五章

# 识别那些不必就诊的病痛

讲解人：马长生

首都医科大学附属北京安贞医院心脏内科中心主任、主任医师

\* 您了解身体症状的真相吗？

\* 哪些症状需要到医院就诊？

身体不适、症状连连，到医院十有八九却都不是真正的心脏病。跟着首都医科大学附属北京安贞医院心脏内科中心主任、主任医师马长生辨症寻理，让您了解症状真相，免除就医奔波。

## \* 心脏不适调作息　多数都能自然好

陈女士这些天觉得自己的心脏有点不舒服。可是心内科医生经过问诊和一番检查之后，告诉她像她这种情况是神经官能症，很常见，一点都不严重，完全不用到医院来看病，也根本用不着治疗，所以什么药也没有给她开。

### 专家提示

现代人，尤其是中青年人，由于工作和生活压力大、作息时间不规律，会出现如心悸、气短等症状。这些症状性质多变、位置不固定，有的人出现胸痛，但疼痛范围如针尖大小，有时症状持续 1～2 秒，有的则持续数天甚至数十天，没有特异性。患者常误以为自己得了"心

脏病"，因而很紧张，甚至产生焦虑情绪，实际上这些都是现代人在压力之下经常会出现的问题。如果患者没有高血压、糖尿病等病史，仅有上述症状，就不用过分担心，更不用经常来医院找医生讨说法。只要平时注意休息，调整作息规律和心态，症状过一段时间自然就好了。

## *身体难受莫着急　可能遇到更年期

张女士今年48岁，身体一直不错。可是最近几周她总是感到自己的胸口十分憋闷，还感觉心慌、呼吸不太舒畅，一阵阵地出汗，特别是睡觉时老是做梦。由于这些症状频繁出现，她担心自己的心脏出问题，所以来到心内科就诊，经过一系列检查之后，医生告诉张女士，她的心脏完全正常。那天天困扰张女士的胸闷、心慌，又是什么原因引起的？

### 专家提示

这种情况在50岁左右的女性中很常见。自觉症状通常比较严重，但非常多变。可以躺在沙发上，手捂胸口，很痛苦的样子。但一聊起感兴趣的事情，仿佛什么事都没有，神采飞扬、手舞足蹈。这种女性表情很丰富，动作很多，在心情改善或得到关注后症状就可以明显缓解。

到医院心内科就诊的中青年女性中，绝大多数都没有心脏疾病，她们的不适症状大多是由心理问题或更年期综合征等其他功能性原因引起的，不必到医院就诊。对于个别严重病例，需要进行心理疏导，或在必要时寻求心理专科医生的帮助。那么，更年期综合征和心脏疾病究竟有什么区别呢？

更年期综合征主要看年龄和性别。尽管男女都有更年期综合征的可能，但是反复看医生的以女性居多。男性有不舒服多数也都忍着，一般不去医院。

确诊更年期综合征其实并不容易。通常，无法根据临床症状直接诊断更年期综合征，而主要通过排除法来诊断。对于处于更年期的男性或女性，首先要除外的是冠心病。典型的冠心病症状是劳力性心绞痛。可以表现为从胸口向颈部放射，或者是向左上肢内侧放射的心前区疼痛。看一个人有没有冠心病，还可以看他症状的出现是否与运动有关以及症状持续的时间。如果症状持续时间在半小时甚至更长，特别是发作时可以继续活动，也就是不会因为感到不舒服而不得不停止活动的，通常不是冠心病。避免发作最重要的是调整心态，无须过度担忧，更不用常去医院。

## * 身体指标属正常　嬉笑怒骂别克制

张先生 70 岁。两年前突患冠心病入院接受支架介入治疗，出院之后身体一直不错。最近由于家庭琐事总爱生气，另外在看电视的时候他也常跟电视中一些看不惯的事较真，经常看着看着就生一肚子的气。张先生听别人说，心脏病患者要避免劳累、少生气，于是担心自己现在这样会对心脏产生不良影响。他来医院进行检查，一方面，医生告诉他心脏情况相对稳定，继续目前药物治疗。另一方面，医生鼓励他生气发泄不良情绪，这有些出乎他的意料。

身体各项指标均达到正常标准的老年人，适当随性地嬉笑怒骂，让情绪得到宣泄还可以促进身体健康。当心情烦躁、易怒时，要学会自我调整来管理自己的情绪，掌握一定的度。

专家提示

医生之所以让张先生可以适当地随性发脾气，原因有两点：

第一，他的身体情况相对比较稳定。张先生虽然放过一个支架，还有高血压，但是血压控制得非常好，心脏也没有任何症状。同时，他的各项指标比如血压、血胆固醇、血糖及肝肾功能等都很好。在未来十年他的危险的确会比没有冠心病的高一些，但是近期他的状况相对稳定，因此发生意外的危险很小。而且目前他没有心肌缺血、心绞痛等症状，从而判断他的心脏供血是够用的，偶尔发脾气不会引起太大问题。

第二，人的正常生活包括嬉笑怒骂各种情绪，情绪如果能得到正常宣泄是有利于健康的，如果让他压抑不良情绪反而不好。同理，看电视也是他宣泄情绪的一个正常途径，没有必要阻止他看电视。所以医生告诉他，嬉笑怒骂顺其自然就好，不用克制情绪。

## * 身体评估没问题　飞机火车不用忌

王女士55岁，一大早来医院，要向医生咨询一个问题。原来她患有冠心病，一直坚持服药，病情稳定。这几天孩子刚刚参加完高考，她打算带孩子外出放松一下，但是担心自己的身体能否承受连续20小时的长途劳累，特别是她不知道自己是否适合坐飞机。

专家提示

有冠心病史的人能否坐飞机长途旅游呢？出发前，应该找医生量血压，看近期的化验单、心电图，确定日常药物治疗方案和急救时需要的药物。如果患者日常干家务活、散步等一切正常，那坐飞机旅游甚至出国通常都是没问题的。

## * 心脏有支架的人在机场进行安检无问题

心脏支架中不锈钢的含量极少，过安检是不会报警的。心脏起搏器会报警，只要带好起搏器随访卡等证明材料，就不会有问题。

## * 心脏有支架的人宜做好医院评估再前往极端环境区

一般而言，接受支架治疗的冠心病患者，如果规律服药能保持病情稳定，没有心肌缺血或心功能不全症状，是可以放心旅游的。但青藏高原是一个缺氧环境，对于冠脉病变严重、心功能储备减低的人是一个挑战。去之前需要做好评估，综合评价患者对于高原缺氧的耐受能力，对于高龄、心肺功能欠佳者，建议不要冒险。对于病情稳定的四五十岁的冠心病患者来说，在准备充分的情况下，坐火车或坐飞机到西藏旅游通常没有问题。

## * 心脏有支架的人可以安心坐电梯

在电梯里面警示心脏病患者其实没有太大必要。为什么呢？因为可以乘坐电梯的患者通常病情相对稳定，一般不会因为乘坐电梯而发病甚至发生生命危险。这与游乐场里刺激性的大型游乐项目不同。后者因为速降或翻转，会使人产生惊恐情绪，造成交感神经兴奋，从而增加心肌耗氧量，可能诱发心肌缺血等不良事件。

不过高速电梯因为上升或下降速度非常快，伴随而来的超重或失重现象，可能导致人体血液的再分布，因而有诱发心脏情况不稳定的可能。但也只需温馨提示即可，不用过分危言耸听。

## * 心脏早搏很常见　就医证实便足够

李先生72岁，身体一直不错。3个月前，他突然觉得自己的心脏一阵乱跳，心慌得厉害，但十几秒钟就缓解了，也就没有把这件事情放在心上。2个月以后，李先生在家看电视时，类似的心慌感觉再次出现，虽然持续时间不到1分钟，但却让李先生不免担心起来，第二天一早，就到医院排队挂号。医生在询问病史、查体、做心电图之后，却说类似情况如果再次出现，可以不用再来医院。这让李先生十分费解。

### 专家提示

李先生第一次来医院是有必要的，但下一次相似情形的发作之后就没有必要再来医院了。因为经过检查发现，引起他心慌的原因是心脏早搏。这种现象非常常见，因为早搏每个人都会有，就像眼皮跳了一下一样。有些人出现症状，另有很多人可能一点症状都没有。

而且，李先生没有其他疾病，身体一直很好，一个早搏也足以让他感觉心慌难忍。第一次出现时，需要到医院明确一下病因。之后偶然发生的持续数秒钟的心慌感觉，一般都无须特殊处理，因此可以不来医院。除非患者在心慌发作时感觉眼发黑，甚至摔倒在地，医学上分别称为黑矇或晕厥。这种情况的发生率非常低，一旦出现就意味着心脏有比较严重的问题，应该及时就诊。

## * 需要去医院就诊的情况

（1）如果胸疼、胸闷与活动有关。只要运动达到一定的强度，出现胸闷、胸痛或者心悸、心慌，如快步走500米或者爬一个过街天桥就会出现症状，这时需要到医院就诊。

（2）有高血压、糖尿病的人一旦有症状，即使症状并不严重，也需要到医院检查，以便排除症状不典型或根本没有症状的心肌缺血。

（3）患者因某一症状以前去医院看过，但是被告知没有大问题。现在他感觉症状不但没缓解，反而已经影响生活质量了，这种情况也需要去看医生。但不少时候，患者的症状是心理问题，到专科查一下，有可能是焦虑症或抑郁症，对此药物治疗效果很好。

（4）有些患者可能合并消化道或胸部、肺部相关症状，也需要到相关科室去排查一下。

## * 以下几种情况不必去医院

第一，症状不严重的心慌，既往有类似病史，心电图或动态心电图明确提示为早搏，随后的反复发作不必反复去医院。

第二，症状持续几个月甚至半年，可基本上不影响日常工作和生活，多次到医院就诊都没有发现明显问题，尽管症状没有缓解，但是也一点没有加重。这时，在体重也没有明显变化的情况下，也是无须反复去医院的。

第三，持续时间长达半年甚至几年的轻度不适，不影响日常饮食、睡眠和工作，只需多观察一段时间。如果症状明显加重，就去医院。

体重很重要，如果病情没有加重，但是半年来在没有刻意减肥的情况下瘦了5千克以上，就需要警惕甲亢、糖尿病或恶性肿瘤等疾病了。

第十六章

# 做自己的心脏医生

讲解人：马长生
首都医科大学附属北京安贞医院心脏内科中心主任、主任医师

*您知道该如何用药养护心脏吗？

*冠心病患者的日常生活需要注意些什么？

　　每一位冠心病患者的家里都有个小药箱，小药箱用得好，可以救命；用不好也会出现大问题。那么怎样才能利用家里的小药箱把冠心病控制好呢？如果是小药箱解决不了的心脏问题，又该如何应对？首都医科大学附属北京安贞医院心脏内科中心主任、主任医师马长生为您解答。

## *调药需遵医嘱

　　李先生今年70岁，他的血压和血脂一直都很高，但没重视。前不久体检查出自己患有房颤，这下引起了他的注意，体检结果出来的第二天他就去了医院。医生根据他的情况开了降压、调脂药和预防血栓的华法林，并告诉他需要坚持按时服用。一开始，李先生还能遵从医嘱。但时间一长，觉得每天吃药太多、太痛苦，还要定期去医院抽血化验。于是没有咨询医生就把华法林给停了，每天只吃降压药和降脂药。2个月后一检查，身体各项指标都还不错，他沾沾自喜。但就在这时，李先生却突发偏瘫、失语住了院。

## 专家提示

病例中的李先生之所以发生偏瘫、失语，是因为得了脑栓塞。引起脑栓塞的罪魁祸首是他有房颤却没有坚持服用可以预防血栓的药——华法林。他是70岁的老年人，有高血压和房颤，这种情况下最容易产生心脏的血栓。血栓一旦脱落，形成的栓子就会随血流达到全身各处引起栓塞，栓子堵到脑子里面就会导致脑卒中。华法林的作用就是防止血栓形成。如果患者因为各种原因想要停用或减量华法林，一定要找医生，找到其他药物替换华法林或用手术方法根治房颤才可以，切勿擅自停药。

如果30多岁就患高血压，控制特别好的人预期寿命可达80岁。如果控制很差或者根本就不控制，或者有的人到50岁才开始吃药，那他的寿命可能缩短5年甚至更长时间。高血压控制不好，还会伴随着较高的脑出血、脑梗塞风险，将极大影响生活质量。

## * 心律失常是否用药

不少老年人都会有心律失常的问题，是否要长期服用药物呢？

一般来说，长期高血压、冠心病患者，可能会出现各种各样的心律失常，其中最常见的是早搏和房颤。

是否用药需要根据病情来决定。如果发作很少，症状也不严重，一般可以不用药。因为早搏预后较好，危险性很小。所以，并不是有心律失常就非吃药不可。如果症状严重，影响日常生活、工作或睡眠，还是应该去看医生。医生会根据患者的情况，开具心电图、Holter等检查，综合评价后给予一定的药物治疗。

## \* 冠心病和心肌梗死

一天中午，赵先生开车外出过程中，突然觉得胸闷、无法呼吸，全身大汗，并且感觉恶心。赵先生立刻把车停在路边，打了120急救电话。被送到医院后，接诊医生立刻为他做了检查，确诊赵先生出现的这种情况是急性心肌梗死。

### 专家提示

冠心病的概念非常宽泛，包括无症状心肌缺血、心绞痛、心肌梗死、缺血性心肌病和猝死。急性心肌梗死是冠心病里最危急的一种。即使经过积极有效的治疗，仍然有6%～9%的急性心肌梗死患者在住院期间死亡。出院之后，有一部分患者会因为心肌梗死面积过大而发生心力衰竭。一旦出现心力衰竭，未来死亡率会成倍升高。

当突然出现胸口压榨样疼痛，难以忍受，伴大汗时，一定要警惕冠心病的可能。有专家提出"有胸痛，上医院"，就是倡导全民重视冠心病，重视心肌梗死。因为只有及早发现、及早采取适宜的治疗措施，才能最大程度减少心肌的坏死、保护心功能、延长寿命。当然，并不是所有的胸痛都意味着心肌梗死或严重的心脏疾患，尤其绝经前后的女性和性格内向的中老年男性，很容易有不典型的胸痛症状。这时需要看医生，通过适当检查排除冠心病，而不能由于担心自己得了心脏病而整天愁眉不展、寝食难安。

王先生今年62岁，以前喜欢锻炼，身体也特别硬朗。去年1月的一天，他在锻炼时，突然觉得胸闷、出汗，胸口还有些疼，到医院一查被诊断为"冠心病"。医生给开了治疗冠心病的药物，择期放了1枚支架，效果很好，再也没有出现过类似的不舒服。但从此,他时时提醒自己是一个冠心病患者,不敢进行任何锻炼,甚至连饭后散步也觉得是负担,担心心脏出问题。没过多久,王先生体质变得越来越差,就连性格也变得敏感而容易激动。

**专家提示**

王先生这种做法是错误的。冠心病患者应该在病情稳定后根据自身情况,在医生的指导下,开始适当地运动锻炼。可以在家人陪伴下,逐渐增加运动强度、延长锻炼时间,这样不仅有利于增强心肺功能和肌肉力量,还有助于改善心情,避免出现焦虑、抑郁情绪。当然,过分要求完全恢复到发病前的运动量或参加竞技性体育活动,也是不可取的。因为过分的激动和劳累,对心脏无益,甚至可以诱发心肌缺血。所以建议冠心病患者外出时随身携带硝酸甘油等急救药。家属也可以制作写有患者姓名、冠心病史、硝酸甘油放置地方和家属电话的"爱心卡"让患者随身携带,以防万一。

## * 冠心病的治疗

冠心病的治疗,分为两种情况。第一种情况,像病例中的赵先生,发作急性心肌梗死的 12 个小时之内就到了医院,一定要急诊选择支架治疗。因为"时间就是心肌,时间就是生命",耽误的时间越长,坏死的心肌越多,对心功能的影响越大,对生命的威胁也越大。所以千万不要犹豫,更不要拒绝支架而选择保守治疗。第二种情况,像病例中的王先生,在心绞痛阶段就及时采取了支架治疗,可以大大降低未来发生心肌梗死的危险。只要坚持治疗,患者的运动耐量会提高,生活质量会改善。但患者的情况不同，医生制定的治疗方案也会不同。所以，不能因为周围亲戚朋友怎样治，自己也要求医生为自己怎样治。有些糖尿病患者血管病变严重，支架治疗效果不如冠状动脉搭桥术，费用还高。这时，患者和家属不能因为害怕"动刀"而拒绝搭桥手术，应当咨询专科医生，做出理性决定。

## * 冠心病的日常生活指导

上文中已经提到了冠心病患者在运动方面的注意事项。冠心病患者不管年龄多大，不管冠心病有多严重，都要运动，但不能盲目追求大运动量，应在医生的指导下做力所能及的活动。除此之外，饮食方面一定要控制盐、油、糖的摄入，戒烟限酒很重要，但贵在坚持，对于糖尿病患者，应做到戒烟戒酒；控制体重、保证充足睡眠和良好的心态也是加速冠心病恢复、延年益寿的重要因素。当然，在生活方式日趋健康的同时，还应在医生的指导下坚持用药，定期复查。

第十七章

# 养护心脏之道

讲解人：马长生
首都医科大学附属北京安贞医院心脏内科中心主任、主任医师

\* 哪些饮食会伤心？
\* 怎样运动可保心安？

心脏是人体的发动机，如果心脏出现问题，生命就可能危在旦夕。那么心脏容易得哪些病呢？在日常生活中哪些不良习惯可能伤害心脏？我们又该如何保护心脏？首都医科大学附属北京安贞医院心脏内科中心主任、主任医师马长生为您解答。

## \* 饮食控盐防油腻

汤先生今年45岁，是一名外企职员，身体一向很好。因为工作原因，汤先生几乎每顿饭都是跟客户在饭馆里吃。一次体检中，他被查出高血压和高血脂。他怀疑与自己吃的东西过于油腻有关。

**专家提示**

汤先生的怀疑没错，饭馆里的饭菜油多、盐多，因为只有这样才能口味好、卖相好，才能受欢迎。过于频繁去饭馆吃饭，会摄入过多的油和盐，不利于身体健康。一旦发生高血压、高血脂，就意味着动脉血管的硬化速度加快，很容易发生心脑血管不良事件。

　　我们应该控制饮食中的盐和油。每人每天摄入盐的量应小于 6 克，平均到每一顿饭才 2 克。我国饮食普遍高盐，尤其是北方农村，每天食盐摄入量甚至达到十几、二十多克。近年来，我们积极倡导不用动物油炒菜。但在一些穷困偏远地区，动物油的使用还很普遍。尤其动物油口味重、价格便宜，深受一些小餐馆经营者的喜爱。即便是用植物油炒菜，也应尽量少放油；对于血脂非常高的人，更是主张"水煮菜"、生吃或者凉拌，不仅不会破坏蔬菜的维生素，还有利于健康，应大力提倡。对于没有糖尿病的人，建议每天吃两份水果。低盐、低油饮食，虽然牺牲了口味，但赢得了健康，还是很值得的。

## * "护心" 食物

　　红酒、黑木耳、芦笋和坚果，哪种可以预防心脑血管疾病？

### 专家提示

　　黑木耳的确有益健康，但是不能强调只吃黑木耳就可以把心脏病给吃回去。芦笋确实好，但是迄今为止也没有足够的证据证实"多吃芦笋可以治疗心脏病"。

　　大量研究发现，少量饮酒（尤其是红酒）有利于健康。少量饮酒的人，心脏病会更少，寿命会更长。

　　坚果是健康食品，如花生、杏仁、核桃、榛子等，对保护心脏有一定作用，已经得到了多个国家的研究证明。但是也不能吃太多，因为它的热量都很高。过量食用反而会升高血糖和血脂，增加体重，适得其反。所以一般来说吃上一小把，约 25 克，一星期吃 3～4 回就行。

## * 烟草伤"心"

贺先生今年 55 岁，身体不错。突然有一天，他觉得自己胸口憋闷，呼吸不畅。赶忙去医院检查，发现自己居然患了冠心病。令贺先生困惑的是，自己既没有高血压，也没有糖尿病，还坚持锻炼，父母家人也没有类似疾病，究竟是什么原因让自己患上冠心病呢？经过仔细询问病史，医生发现，贺先生有着长达 30 多年的吸烟史，每天至少吸 20 支。冠心病与贺先生长期大量吸烟关系十分密切。

### 专家提示

有研究表明，吸烟的人比不吸烟的人平均少活 5～10 年。只要戒烟，一年之内，发生冠心病的危险就减少 50%，5 年之内，脑卒中的风险也可以明显降低。心脑血管疾病如此，更不用说和吸烟息息相关的呼吸道疾病了。随着戒烟，支气管炎、肺气肿或肺癌的发生率都会大幅降低。所以要全民戒烟、尽早戒烟。

## * 运动保心安

王先生今年 75 岁，10 年前被查出冠心病，间断于活动后心绞痛发作。从那时起，王先生每天坚持吃药，还坚持打太极拳、散步等锻炼。他的身体和精神状态越来越好，心绞痛发作次数也越来越少。最近，已经有一年多没犯心绞痛了。那么这真的和王先生坚持锻炼有关系吗？

### 专家提示

王先生虽然有冠心病，但是他在有规律服药、定期复查的基础上坚持适当的锻炼，就对健康有益。因为适度运动可以提高人的心肺功能，还能使人心情愉悦。对于大多数人来说，都缺乏日常运动，尤其是中年人。

那么我们该如何运动呢？对于一个健康人来说，可以进行每周 5 天、每天 30 分钟的中等强度运动，比如快步走、慢跑或游泳等；或者每周 3 天、每天 20 分钟的高强度运动，比如篮球比赛、快跑等，都是可取的。对于冠心病患者，则应在医生指导下运动，并建议随身携带硝酸甘油等急救药。

总体来说，长期坚持适当的运动，对心脏乃至身体健康十分有益。

第十八章

# 别拿牙疼不当病

讲解人：马长生

首都医科大学附属北京安贞医院心脏内科中心主任、主任医师

\* 牙疼和冠心病有没有联系呢？

\* 身体出现剧痛和心血管疾病有什么关系？

\* 导致冠心病的生活习惯有哪些？

　　突如其来的牙疼，险些要了人的命，牙疼背后隐匿真凶，让人措手不及，如果把牙疼和冠心病放在一起，这中间到底有什么微妙的联系呢？首都医科大学附属北京安贞医院心脏内科中心主任、主任医师马长生为您解答。

## \* 牙疼背后竟是冠心病在作祟

　　周先生今年57岁，一天早晨起床以后，他突然感觉嗓子疼、胸闷，还有点喘不上气来。休息了一会儿后，嗓子疼有所减轻，但随后出现了牙疼，程度较重，难以忍受。时间一分一秒过去，周先生的牙疼越发剧烈，他的妻子赶紧拨打了急救电话。急救人员赶到

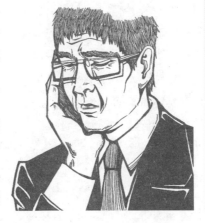

后，迅速为其做了初步检查，但是并没有发现什么异常。这时，周先生的牙疼有了一定程度的缓解，家人还是放心不下，就把他送到了医院。医生详细询问了他的情况，找出了造成其牙疼的真正原因。

## 专家提示

牙疼背后的真凶是谁呢？先说周先生的牙疼，是包括整个下颌在内的剧烈疼痛，并有酸胀感，这其实是冠心病的典型症状。常见的冠心病症状是胸口疼，但只占所有冠心病的80%，另外20%是胸口以外的其他部位疼痛，比如后背、咽部、颈部，包括牙疼，还有个别病例是左胳膊内侧疼，甚至是腹痛。

冠心病症状是由心肌缺血、缺氧引起的。心绞痛是指短时间心肌缺血造成的心前区疼痛，是最常见的冠心病症状，通常发作3～5分钟，最长持续10余分钟。超过半小时的胸疼常意味着长时间的心肌缺血，患者胸痛剧烈，还会有压榨样感觉，并伴随大汗、濒死感等表现。这时，患者很可能发生了心肌梗死，不及时救治，胸痛是无法自行缓解的。坏死的心肌会越来越多，就会带来生命危险。周先生突发的牙疼，就是急性心肌缺血引起的。所以，对于既往没有牙疼病史或口腔科相关疾病的患者，突然出现了剧烈牙疼，一定要警惕冠心病的发生。

对于中青年女性出现的与情绪有关的位置不固定、性质多变的胸痛，不论持续几秒钟还是数小时甚至数天，多不是心绞痛发作。可以结合既往病史综合判断，必要时做心电图以排除心肌缺血。

## * 身体出现剧痛，需警惕是心血管疾病

医生为周先生做了心电图、抽血化验等检查。随后的冠状动脉造影结果显示，患者的三根冠状动脉，其中有两根已经出现了严重狭窄，血管腔堵了 90% 左右，导致心肌供血量严重减少。那么，除了引起剧烈的牙疼之外，周先生那两根几乎快要完全堵塞的血管，对于他的生命又意味着什么呢？

**专家提示**

给心脏供血的血管就是我们常说的冠状动脉。冠状动脉的直径一般为 3 ~ 4 毫米。狭窄 90% 就意味着，3 毫米的血管直径堵了 2.7 毫米，只剩下 0.3 毫米是通畅的。这时，心肌供血就会减少 90% ~ 99%。正常的心脏血管都有强大的储备能力，如果冠状动脉狭窄在 50% 以下，冠状动脉的血流不会明显减少，患者可以耐受日常生活及跑步等活动。当狭窄超过 70% 以后，心肌供血量就会减少 70% ~ 80%。这时，患者剧烈运动就会出现心肌缺血的症状，如心绞痛。当血管进一步狭窄超过 90% 时，心肌供血明显减少，患者会在运动或情绪激动时，甚至静息状态下出现胸痛。周先生就属于这种情况，他的心肌供血减少 90% 以上，远远无法满足心脏正常工作的需要。尽管对周先生来说，这是第一次心绞痛发作，但他冠状动脉 90% 的狭窄可不是一两天出现的，而是一些因素日积月累的结果。

冠状动脉狭窄与水管生锈堵塞的道理相似，只是各自管壁上沉积的东西不同。水管生锈堵塞是因为管壁上有了锈斑或附着了泥沙，而冠状动脉狭窄是因为管壁上沉积了粥样硬化的斑块。如果斑块的进展导致患者在 1

个月内新出现了胸痛或原有胸痛的性状发生变化，都属于不稳定心绞痛。例如以前走 500 米出现心绞痛，而近 2 周走 200 米就发作胸痛，停止活动数分钟胸痛可以完全缓解，就是不稳定心绞痛。像周先生这样，虽然是第一次发病，疼痛程度较重，但持续时间没有超过半小时，而且心电图和后续的抽血化验都没有心肌坏死的证据，就符合不稳定心绞痛的诊断。如果胸痛持续半小时以上，甚至长达数小时，心电图和心肌坏死标志物都提示心肌坏死，则属于急性心肌梗死。不稳定心绞痛和急性心肌梗死合在一起，就是医生常说的急性冠脉综合征。如果不及时治疗，会带来不良后果，甚至威胁患者的生命。

## \* 支架治疗冠心病创伤小、安全性高

想要明确冠状动脉狭窄程度，需要先进行冠状动脉造影。目前冠状动脉造影最常选择穿刺桡动脉，也就是中医号脉的那根动脉。穿刺成功后，将造影导管放到冠状动脉开口的地方，打造影剂，就可以看到血管狭窄的情况。对于 70% 以上的狭窄病变，通常可以通过支架置入进行治疗。多支血管病变患者，可能需要置入多枚支架，这也就意味着手术时间延长、费用增加，伴随的风险也同时增高。有些多支多处的狭窄，无法用支架开通或者当支架置入有非常高的再狭窄率时，就需要心外科医生进行开胸的搭桥手术。搭桥手术创伤大、恢复慢，对于重要脏器的功能要求较高，不太容易被患者所接受。但不论是哪种开通血管的方法，最基本的都需要患者遵医嘱按时服药、定期复查，不能因为放了支架就可以不用药，这也是冠心病患者及家属常见的认识误区。

## * 导致冠心病的不良习惯

周先生早在 20 年前就查出血压升高，但是没有引起重视，也没有感到不舒服，平时基本不测血压，也不服用降压药。直到 4 年前，有一次出差，他突然感到头晕脚软，这才到医院看病，一量血压已经高达 220/130 毫米汞柱，开始服用降压药。但由于工作原因，周先生退休前的生活很不规律，经常应酬，吸烟喝酒、大鱼大肉。近 10 年体重迅速增加，175 厘米的身高，目前体重已接近 100 千克。平时，他不仅没有规律测量血压，更没有坚持服药。每年单位的体检也是能逃就逃，自称"怕给自己找事儿"，也从来没有关注过自己的血糖和血脂。

### 专家提示

导致冠心病的原因除了高血压、高血脂等疾病以外，日常不良的饮食习惯，长期大量吸烟、饮酒和肥胖等也是引发冠心病的重要因素。

第十九章

# 打通"心"的生命通道

讲解人：吕树铮
首都医科大学附属北京安贞医院大内科主任、心脏内科中心
心内一科主任、主任医师

\* 支架介入治疗需要注意些什么？

　　心肌梗死来无影去无踪，通常心肌梗死患者最常接受的治疗方式就是支架介入治疗，支架介入治疗创伤小、见效快，只要术后坚持服用抗凝药几乎没有不良反应，但是很多患者和家属认为支架是一个金属异物，出现心肌梗死后在做不做支架这个问题上很纠结，耽误了最佳治疗时机，究竟支架介入治疗的指征是什么？术后有哪些应该注意的？首都医科大学附属北京安贞医院大内科主任、心脏内科中心心内一科主任、主任医师吕树铮为您讲解。

## \* 冠状动脉支架介入治疗的指征

　　一根血管里面，如果狭窄程度在50%，由于血管是有弹性的，所以稍微扩张一点通过的血液就多了，还能凑合够用；而狭窄到70%的时候，无论血管再怎么扩张，剩下流入的血液也不够用了，因此血管堵塞到70%，血管的流速、流量就比原来减少了3/4以上，这时候人再运动，流量就不够用了。所以，狭窄超过70%的时候，会引起血流动力学的障碍，就需要放置支架了。

当冠状动脉狭窄程度达到70%，就要遵医嘱及时进行支架介入治疗。

## * 支架介入治疗的感觉

支架介入治疗又称经皮腔内冠状动脉成形术，人体内植入的网状金属支撑物为冠状动脉支架。通常支架被安装在球囊导管上，通过球囊导管输送到血管病变处，由压力泵注入液体使球囊扩张，进而撑开支架及病变狭窄处的血管，撤出球囊导管。手术过程中，利用 X 线造影录像监视导管在人体内从小动脉进入主动脉，最后到达阻塞的冠状动脉的全过程，支架将永久置于病变处。由于心脏没有痛觉神经，因此整个过程几乎没有什么不适的感觉。

## * 支架介入治疗的必要人群

王先生去年 9 月因为突发心肌梗死被送到医院，因为抢救及时，他从鬼门关逃了回来。由于通过血管造影检查，很确切地看到王先生的冠状动脉已经严重狭窄到95%，于是医生要求他进行支架介入治疗，但是王先生自己觉得他现在感觉挺好，一点也不难受，是医生在耸人听闻，于是坚决要求出院。然而他自己并没有想到连半年都没到，他又因为心肌梗死住进了医院。

### 专家提示

治疗急性心肌梗死最有效的方法是尽快地植入支架，急性心肌梗死的死亡率达 40% 以上，将近一半的人都是逃不过鬼门关的。如果用溶栓的方法，尽量开通血管，可以使死亡率下降到10%，如果在发病后 12 小时之内放支架，可以使死亡下降到 4% ~ 5%，越早做死亡率就越低。可是好多人会觉得我也没做，我也活着。但是人的冠状动脉就三大根，其他的两根血管不能再出问题了，就像如果堵车，我走三环往外走也成，走四环往里走也成，治疗急性心肌梗死最有效的方法是在12小时内尽快植入支架。

通过评估发现阿司匹林和氯吡格雷不能有效抗栓时，可遵医嘱换成华法林代替治疗。

支架术后坚持服用抗栓药物阿司匹林和氯吡格雷非常关键。术后9～12个月要复查冠状动脉造影。

但如果三环、四环都堵上了，你就哪也走不了。所以说三根血管都保持通畅的话，互相是个侧支交通，互相供应，当一根血管出问题的话，另外两根供血，还能生存，如果两根中的一根已经闭塞了，另外一根随时会出事，就来不及到医院了，所以保障是心肌梗死以后，应尽量让闭塞的血管维持开通的状态。

## * 支架术后注意事项

支架术后为了防止支架内长血栓，患者要吃抗血栓药阿司匹林和氯吡格雷，联合服用至少一年来抑制支架内的血栓。但有这样一种情况，比如拔牙或者做手术，由于这两种药是抗栓药，所以有可能在手术中出现大出血情况，通常医生会建议把抗血栓药都给停了，可是刚放完支架，停抗栓药是大忌，会导致再次心肌梗死，所以这时候建议患者如果能忍着尽量忍着，等支架做完一年后血管内膜基本都长上了，再停了药去拔牙或者做手术。除非某些情况不可避免，如出了车祸或者突然检查出恶性肿瘤，必须尽快做手术，即使这样也要找到给患者放支架的医生，把氯吡格雷和阿司匹林停掉，寻问其他的方法代替然后再跟外科医生交流。另外要求在支架术后9～12个月应该去复查一下冠状动脉造影，看它有没有内膜过度增生造成支架再次狭窄，或者会不会内膜一直没长上，甚至过敏，形成微血管瘤，到那时候一年都不能停抗血栓药，就得长期吃下去了。

## * 为何做了支架介入治疗还会长血栓

60岁的老李患有多年的冠心病，在4年前曾经因为心肌梗死，进行过右侧冠状动脉支架介入治疗。术后他一直坚持服药，生活方式也很健康，所以病情恢复不错，没有再出现过任何症状。可就在最近这次复查中，一个异常情况却引起了医生的注意，老李的冠状动脉造影显示，他右侧冠状动脉放支架处出现了一个血栓，医生随即为老李又进行了支架治疗。这让老李很费解，为什么都放了支架，也吃了药，还会长血栓呢？

## 专家提示

不是所有人使用抗栓药都有效，可能药对大概5%的人没有作用，碰到这样的情况就要换其他的抗血栓的药物，如华法林来代替治疗。华法林是放冠脉支架最早应用的药，但是这种药受食物的影响比较多，如菜花、动物内脏、莴笋、茶叶都会影响这个药的作用。

## * 非高血压患者支架术后也要服用降压药

50岁的王女士因为心肌梗死，去年曾经在右侧冠状动脉放了3个支架。支架介入治疗之后，医生给她开了阿司匹林和氯吡格雷，还有降压药，但是她很疑惑，自己明明没有高血压，为什么却要给自己开降压药呢？由于担心降压药带来的头晕、低血压等不适症状，王女士并没有服用降压药。那么，对于没有高血压的心肌梗死患者来说，这降压药到底该不该吃呢？

## 专家提示

心肌梗死是指心脏肌肉的坏死，但是心脏又不能停，一般每分钟最少跳60下，在这个压力下坏死的心肌老是这么挤，心脏坏死的肉就拉长了，心脏就扩大了，最终导致心力衰竭。为了防止心肌梗死以后的心脏扩大，血无论是否有高血压，心肌梗死患者都应服用改善心功能的降压药，以降低心脏的负荷，避免心肌梗死后心力衰竭等严重并发症。

压压力越低越好，所以这时候给患者开一些减轻心脏负荷的药，心脏负担就小了，把心脏拉长的可能性就小了，心脏发生破裂的概率就小了。心肌梗死患者的血压值应控制得比理想血压值 120/80 毫米汞柱还要低。这样才可以减轻心脏的负荷。在心肌梗死的 3 个月之内，必须坚持每天服用降压药来改善心功能。3 个月之后才需要遵医嘱来决定是否需要给降压药减量或者停药。不要随意更换降压药种类，不是每种降压药都有改善心功能的作用。

第二十章

# 给心脏做个体检

讲解人：吕树铮
首都医科大学附属北京安贞医院大内科主任、心脏内科中心
心内一科主任、主任医师

＊胸痛一定就是冠心病吗？

＊哪几种检查可以帮您发现冠心病的隐患？

＊胸憋胸疼一定是心绞痛吗？

胸痛就一定是冠心病吗？诊断冠心病的检查有哪几种？胸闷胸痛和肺栓塞有什么关系呢？首都医科大学附属北京安贞医院大内科主任、心脏内科中心心内一科主任、主任医师吕树铮为大家解惑。

## ＊运动过程中出现胸痛警惕冠心病

30岁的小张最近总感觉到胸口有种压榨疼痛感，尤其是在晚上睡觉的时候这种情况就比较频繁，于是他来到了医院，但是医生在给小张听诊和询问了症状之后却告诉他，他的情况和心脏无关，可能是劳累所致。这让小张匪夷所思。

专家提示

虽然冠心病主要的症状表现就是胸疼，但胸疼不一定都是冠心病。冠心病的胸疼有诱因，会在剧烈活动中诱发，比如正在打球、追汽车，常表现为像拧毛巾一样

五大特征警惕冠心病心绞痛：
（1）胸口绞疼像拧毛巾。
（2）胸闷气短有压迫感。
（3）时间短暂不超10分钟。
（4）剧烈活动是诱因。
（5）停止运动或含服硝酸甘油可缓解。

确诊冠心病，首要的问诊非常重要。如果医生通过问诊怀疑您的症状与冠心病有关，首先会给您做份心电图，为接下来的检查提供必要的参考。

的绞疼，或胸闷有压迫感，像一块大石头，压在胸口上，持续时间不会太长，在10分钟以内，休息状态或含服硝酸甘油后就能缓解。但如果在安静状态下胸口疼，就不一定是冠心病了。

## ＊确诊冠心病的五个办法

### 1. 最常见的冠心病检查方法：心电图

40岁的老刘最近运动之后经常感到胸口疼痛，而且每次疼痛的时间都持续15分钟左右。于是老刘到心内科进行了检查，医生通过问诊初步怀疑他有心肌缺血，于是让老刘进行了心电图检查。但是这让老刘很疑惑，因为他听说心电图不能查出心肌缺血，那么这又是为什么呢？

### 专家提示

虽然心电图只有在冠心病发作时才能有所表现，但心电图检查具有一项特殊的意义，就是作为一个原始对照，如果一旦犯病，我们可以在任何一家医院拿出这份原始心电图进行对照。就像买衣服，我们要知道自己的身高、胸围才可以买。除此之外，体检时的心电图检查也是很有必要做的，因为心电图可

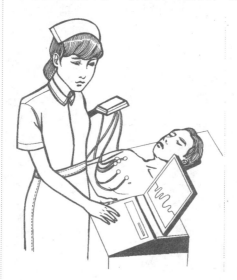

以检查出是否正在发生心肌梗死。由于心电图只有在冠心病发作时才能有所表现，所以想要确诊冠心病还需要做其他的检查。

2. 最简单、最基础的冠心病确诊方法：平板运动试验

运动后出现胸闷、胸疼、气短等疑似冠心病心绞痛的症状时，就要到医院进行平板运动试验的检查了。平板运动试验又叫踏车运动试验，是确诊冠心病最简单、最基础的检查。平板运动试验弥补了心电图在静态时候无法发现心肌缺血情况的缺陷，多数患者都要先通过这项检查来确诊冠心病。这个检查无创、简单、快捷。它的速率逐渐增加，让我们去剧烈运动，因为人体在剧烈运动的时候，全身需要的血就多了，心脏就得拼命做功。如果冠状动脉有狭窄，心脏就相对缺血了，心电监护仪上就会有显示。试验是慢慢加速，大家不用担心。只要能慢步行走的都可以做这个试验，一看走到一定速度没问题，它就会每两分钟增加一次速度，直到被检查者心率达到了所要求的心率。如60岁的人，要求最大心率是每分钟180次，当跑到170次，心电图没有任何问题就结束了。或者是被检查者刚走了两分钟，时速还不到3千米，心脏缺血就出来了，这时还没有感觉到胸口疼，一看心电图有变化了，试验停下。这个试验是在安全的范围之内诱发患者发病。四肢运动有障碍或刚发生过心肌梗死，可以用同位素检查代替平板运动试验。围绝经期的女性做这个检查容易出现假阴性或假阳性，建议这部分人群做更进一步的检查。

3. 同位素检查

对于四肢运动有障碍或刚发生过心肌梗死的人群来说，同位素检查也是很好的办法。同位素检查是将一种同位素和一种扩张血管的药打进血管，进到心脏里，

平板运动试验是诊断心肌缺血最常用、最简单的检查方法。

观察心肌缺血的情况。冠状动脉有三大根血管，通常做同位素检查时狭窄的血管是扩张不起来的，这样就可以看到存在狭窄的血管血流就小，这块心肌就缺血了，这种现象叫做冠脉"窃流"，比喻缺血的心肌将血管里的血液偷走了。冠状动脉三大根血管中有一根或两根存在狭窄，可以准确判断出心肌缺血的位置。如果三根血管都存在70%以上的狭窄，同位素检查就无法准确判断出心肌缺血的情况了，就要再进一步做冠状动脉CT的检查了。

4. 冠状动脉CT

由于这项检查存在辐射，因此通常都是在平板运动试验或同位素检查出现问题之后，才进一步进行这项检查。如果平板运动试验或同位素检查发现冠状动脉血管存在狭窄，或者是症状疑似冠心病，但可能出现假阴性、假阳性的围绝经期的女性，接下来就需要进一步做冠状动脉CT了。冠状动脉CT与同位素检查在形态上有些类似，只是冠状动脉CT的成像原理是像切黄瓜片一样，一片一片地切，然后靠计算机的模拟把这些片段连接起来，来判断是否存在心肌缺血的情况，冠状动脉狭窄在70%以上就要积极治疗了。如果冠状动脉CT发现有50%～60%的狭窄，可以再做同位素检查看心肌是否缺血。自从近几年CT技术发达之后，大家在出现疑似冠心病的症状之后，都向医生要求做冠状动脉CT进行检查，但就算是排数最多的320排螺旋CT在进行"切片"的时候中间也是有间隙的，因此不能100%准确。冠状动脉CT不是万能的。

5. 最准确的检查心肌缺血的方法：冠状动脉造影

如果冠状动脉CT发现冠状动脉的血管存在70%以上的狭窄，则需要进一步进行冠状动脉造影，一边进一步检查，一边进行治疗。冠状动脉造影是通过股动脉将导

对于不能进行平板运动试验的人来说，可以通过同位素和冠状动脉CT联合检查来确诊冠心病。

管插到心脏，注射造影剂进行检查。这项检查看起来像一台小手术，是有创检查，因此是确诊冠心病的最后一步，可以边检查边进行支架介入治疗，从而避免心肌梗死的突袭。由于人只有表皮有痛觉神经，血管里面没有痛觉神经。所以在做造影的时候，只有表皮这两三毫米的小口会觉得有点疼，血管里是不会有任何感觉的，所以冠状动脉造影检查并没有我们想象中的那么痛苦。

## * 胸闷憋气与心力衰竭

50岁的老徐身体一直很健康，可就在最近这段时间，老徐总感觉到胸闷憋气，有时候一天都难以缓解，甚至睡觉时也能被憋醒，他听说这胸闷憋气是心力衰竭的典型症状，于是赶忙来到了医院，但医生通过问诊就否定了老徐的猜测，那么这又是为什么呢？

### 专家提示

胸闷憋气的原因非常复杂，有可能是肺病，也有可能是心脏的事，还有可能是心情的事。如果一走急了就胸闷，不是胸疼，就有可能是心力衰竭，也有可能是呼吸道有问题。如果说夜里躺不下，必须得坐着，一躺下就憋醒了，这有可能是心内科的事。因为当心功能不好的时候，一躺下腿上的血液回流得就多了，要是坐着，腿垂着床沿下来它回流不回来，所以勉强就能觉得喘气还行，如果回流多了，这血都淤在肺里了，就觉得憋得慌了。这个患者的情况医生除了问诊，还应该叩诊及听诊，这个时候医生的听诊器就用上了，如果是心力衰竭，就会听到肺里头有啰音，就是会有哗啦哗啦的水泡音，且心脏跳得跑乳头线之外去了，而我们正常都应该在乳头线之内，胸口憋闷首先要找医生问诊，如果医生怀疑与心脏有关，接下来就要做超声心动或者X线摄影检查。

而且跳的范围很大，基本就能判断是心力衰竭。如果一听一分钟跳60下还挺齐，第一心音也挺强大，肯定不是心力衰竭。有时候医生会再建议做个X线摄影检查或者做个超声心动检查。心力衰竭的检查项目大部分通过听诊和超声，主要是超声心动基本上就可以确诊了。

## * 胸闷气喘有可能是肺栓塞在作祟

65岁的老王近期总感觉喘不上气来，还经常出现右胸背部疼痛。这一难受就是一天，难以忍受的老王觉得自己的症状很像是心绞痛，于是来到了医院。医生通过问诊，觉得老王出现的一系列症状极有可能是患上了肺栓塞，于是便让他做了进一步的检查。那么，医生将给老王进行怎样的检查呢？

### 专家提示

肺栓塞的患者现在越来越多。小的肺栓塞像下毛毛雨，一会儿掉一点，一会儿掉一点，频率相对多，慢慢都积到肺里了。肺是血和氧气交换的地方，如果肺的血管让栓子给堵上，血液流不到肺里，血和氧气就不能交换了，这就叫肺栓塞，现在老年人经常卧床不动的，就是下肢静脉出现血栓，这个问题在亚洲黄种人身上出现的比例较高。下肢静脉出现血栓之后它突然脱落造成了肺栓塞。所以稍微一活动容易感到气短，觉得憋得慌。小的肺栓塞，反复发作的肺栓塞，就是觉得憋得慌，气不够使，如果是大块的肺栓塞是非常危险的，可能造成猝死，因为血液流动突然停止了。所以，肺栓塞现在不光是老年朋友，任何人都应该注意，除了久卧在床的（如偏瘫的患者），长途坐飞机的也要重视，有人管肺栓塞叫经济舱综合征，经济舱都小，卡到里头不动窝。三个半小时一点不动，下肢血栓就出来了。肺栓塞很难检查出来，一旦检查出来，如果是大块的肺栓塞来不及抢救，不像冠心病可能还有一部分能救过来，肺栓塞是很难抢救过来的。

呼吸困难极有可能是发生了肺栓塞，肺栓塞极其凶险，及时诊断很关键。

## *诊断肺栓塞　方法很简单

监护室里都有一个夹子，可以夹在手指头上，这是最简单的、无痛苦的检查血氧含量方法，当然这种方法不太准确，比较准确的是抽血检查，或者是做 CT 检查、核磁共振检查、肺动脉造影，肺动脉造影是最直接的，但现在已经很少直接去做肺动脉造影，除非要直接去治疗。例如，刚刚发生一个相当于中等大的肺栓塞，赶快做造影，做造影的目的是什么，赶紧把血栓掏出来。

诊断肺栓塞主要通过肺动脉造影。

## *晕厥病因很复杂

60 岁的老李前几天外出运动时，突然发生了晕厥，在送往医院的途中，老李的意识却清醒了。医生通过对其病史的询问和查体，让老李立即进行了一系列的检查。

### 专家提示

晕厥的原因是最复杂的，在医学里分成三类情况：第一类是眩晕，感觉天旋地转，有可能是脑血管缺血，也可能是耳蜗管缺血，还可能是眼睛的问题，很多原因都会导致眩晕，最常见的是神经源性眩晕。第二类是晕厥，所谓晕厥必须是伴随短暂的意识丧失。第三类是昏迷，昏迷必须是伴随较长时间的意识丧失。晕厥主要原因是大脑的活动突然停止了，而导致大脑活动突然停止的根源可能是脑子的问题，比如发生了脑缺血，另外，也可能是血管或者心脏的问题。心源性的晕厥更可怕，如果发现得早，大部分是可以治疗的。心源性的晕厥中，最主要的是突然心脏供血停顿，如出现了心律失常，有三秒以上的停歇，患者肯定会觉得眼发黑，一下就会摔倒。所以遇到晕厥的患者，医生一般首先会量血压、听心跳，再做心电图检查。如果心跳快，但是节律齐、患者出汗，很可能是低血糖。如果心跳在每分钟120次左右，这样的晕厥跟心脏的关系就不大，如果每分钟只有20跳或者超过180跳，基本就与心脏相关，如果心电图显示心脏跳动成一条直线或者是不规律的乱跳，也是跟心脏有关系的，如可能发生了室颤、室性心动过速，心脏泵不出血，也会发生晕厥。另外，会做超声心动图检查，排除主动脉瓣重度狭窄、心房里有黏液瘤和肺栓塞的情况，往往这些疾病的患者在晕倒之前，能说出感觉不舒服，之后才晕厥，这个时候医生往往会给患者戴上动态心电图，也就是把心电图机背回家去，24小时监测心电图变化。一天当中，如果突然心脏发生三四秒钟的停歇，或发生心律失常，动态心电图都能记录到。但动态心电图只是一个检查，对于那些也许一年才犯一次病的患者，24小时的记录不一定能发现问题。现在有一种植入性记录仪，埋在患者体内，不影响生活，几年之内，什么时候犯病它都能记录到。

心电图、血液检查、超声心动是找出晕厥真相的有效检查。

## * 戴动态心电图的常见误区

35岁的老刘因为心律失常，进行了24小时动态心电图的检查。虽然不是什么大检查，可是这24小时对于老刘来说可是没吃好也没睡好。因为他总担心自己稍微动一下，这心电图的连接导线就会脱落，更担心自己的动作会影响心电图检查结果。那么，老刘的担心有必要吗？

## 专家提示

　　老刘这样吃不好睡不好，动态心电图无法反映他的真实情况。戴着 24 小时动态心电图，要求跟平时生活状态一样，甚至是增加一些运动量，这样才能观测到一天当中的正常生活，超出平时生活、工作量的体力活动，才可能帮患者查出病来。当患者感到不舒服的时候，要赶紧记录时间，比如"6 点 12 分感觉胸口突突乱跳"，因为患者主观的感受仪器记录不下来。医生要比对动态心电图记录下来的异常，跟患者的自我感觉是否吻合。唯一需要注意的是，戴动态心电图没法洗澡，因为电极一旦脱落，记录的数据就会中断，甚至不准确。

24 小时动态心电图对于诊断心律失常至关重要。戴动态心电图要经常保持体位变化，这样才能准确地监测出心率的情况。

第二十一章

# 潜伏已久的心危机

解说人：吕树铮

首都医科大学附属北京安贞医院大内科主任、心脏内科中心
心内一科主任、主任医师

* 心肌梗死后的并发症有哪些?
* 如何准确识别心肌梗死后的心律失常征兆?
* 如何巧识心力衰竭早治疗?

心肌梗死是一种随时会危害国人生命健康的严重疾病，心肌梗死后的三大并发症，也时刻威胁着患者的生命。危机四伏的心肌梗死并发症，该如何早期发现它的蛛丝马迹? 有没有好的办法能够避免它的发生? 首都医科大学附属北京安贞医院大内科主任、心脏内科中心心内一科主任、主任医师吕树铮为您解答。

## * 心肌梗死后三大并发症不容忽视

心肌梗死后的第一大并发症是心律失常。因为心肌梗死后 40 分钟，心肌缺血就可以引起心肌细胞不可逆的死亡，最开始的死亡多数都是因为心律失常。正常人的心跳在 60 ～ 140 次 / 分钟，如果心脏活动不稳定，心室开始颤动，心跳能达到一分钟几千次，这时心脏就打不出血了，相当于心脏停跳，心肌梗死后的两个小时之内发生心脏骤停的概率最高。心肌梗死后的第二大并发症是心脏破裂。心肌缺血坏死有一个过程，往往是一

部分一部分慢慢地坏死，死亡的心肌是没有弹性的，而心脏还要跳，这时候心肌没有收缩力量，随时有可能破裂，是非常危险的。在心肌梗死后4～10天，是心

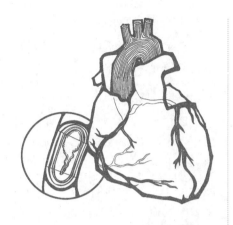

脏破裂的危险期，7～10天是心脏破裂的高峰期。心肌梗死后的第三大并发症是心力衰竭。心脏每次收缩打出50～60毫升血，一分钟打出3～5升血，正好能在人体循环一圈。但是心肌坏死后心脏没法收缩，心脏打出的血就少了，这个时候因为心力衰竭，血压控制不住，打不出那么多血，血压开始往下降。为了保证脑供血，医生会给患者用一些升血压的药，用药后也会导致心脏的负担加重，心脏破裂的概率就会增加，这也是心肌梗死后在治疗上的一对矛盾。

心肌梗死后容易出现三大并发症：心律失常、心脏破裂、心力衰竭。

## * 把握住心肌梗死的最佳抢救时间和方法

一般心肌梗死的最佳抢救时间是"黄金10分钟"，但是专家告诉我们，患者经常在发生心肌梗死以后，没有及时到医院，认为是胃疼、牙疼，吃了止疼片后也不缓解，或者老年人再给孩子打电话，等孩子到家再就医，往往时间已经耽误了。据统计，北京的患者在心肌梗死后，到医院的平均时间是六个半小时，而脑卒中的患者平均到医院的时间是四个小时。为什么心肌梗死的患者比脑卒中患者晚两个半小时呢？这两个半小时，往往都是耽

误在患者自己身上，他的知晓性不确切，总觉得再挺一会儿，尤其得心肌梗死的患者，多数过去从来没进过医院，不相信自己会得病。医生也经常看到，患者有走路到医院的，有开车到医院的，甚至还有骑自行车到医院的，结果到医院之后就被医生给扣下了。这段时间，恰恰是防止发生心律失常最重要的时间段。发生激烈的心绞痛，一般都是两三分钟舌下含服一片硝酸甘油，因为硝酸甘油能够很快扩张血管。刚开始有血栓的时候，不是一下子就阻塞血管，血栓刺激血管，先产生血管痉挛，硝酸甘油会缓解痉挛，血管可能就会开放了，含服一片硝酸甘油不管用，过 5 分钟再含一片，如果超过 15 分钟以上，症状还不能缓解，就要马上拨打急救电话了。这时候要注意观察患者的意识情况，如果患者突然发生心脏骤停，要采用心外按压的方法抢救，一边抢救一边等急救车到来。

出现心肌梗死症状应含服硝酸甘油并及时拨打急救电话。

## * 准确识别心肌梗死后的心律失常征兆

心肌梗死以后突发的室性心律失常会威胁生命，这时候的主要表现是患者突然意识丧失、抽搐，如果患者以前没有癫痫病史，考虑是发生了心脏停跳，首先要摸脉搏，看患者有没有血压，当摸不到脉搏的时候，说明患者已经发生了室性心律失常。救治的唯一措施是就地心外按压，一定要压在胸口中间偏左一点，压下至少三四厘米的深度。

身边的人突然意识丧失、浑身抽搐，且未有癫痫病史，有可能是心律失常。应立即对患者进行胸外按压，并拨打急救电话。

## * 心肌梗死后谨防心脏破裂

心肌梗死后的心脏破裂，要看破裂的大小，破得小的可能由外边的心包包住，患者还能生存下来，但是这种概率非常低。大部分患者心脏破裂以后，往往几十分钟到一两个小时就会失去生命。心律失常还有抢救的办法，而心脏破裂几乎没法抢救。所以，认为做了支架介入治疗就万事大吉，这是一个误区。支架介入治疗虽然开通了血管，但是不能防止坏死的心肌破裂。专家建议做过支架介入治疗之后，先尽可能地让心脏负荷减少，把血压降得低一点，少活动，吃一些清淡的饮食，甚至要用一些开塞露，避免大便时过度用力，多种方式减少心脏破裂的风险。

心脏破裂通常发生在心肌梗死后的4～10天内，这段时间心肌梗死患者应尽早开通血管、减少活动量、饮食清淡、控制好血压，降低发生心脏破裂的风险。

## * 心功能分四级　巧识心力衰竭早治疗

心功能分成四级。一级定义为负重上楼发生气短，这些人心脏功能基本还是正常的；二级是空身上楼也觉得喘，这种人是要跟自己原来的状态相比；三级是走平路就会喘；四级是坐着都会喘，根本不能动，完全丧失工作和生活能力。发现有这样的症状，应尽早上医院检查，看到底是由于缺少锻炼造成的，还是真的心功能不好、肺功能不好，根据不同的原因，采取不同的治疗方法。

出现心力衰竭症状应及时到医院诊断及时治疗。

## * 心力衰竭表现多种多样

心力衰竭的表现有很多，除了运动时感觉喘憋外，泡沫痰大部分是心力衰竭的表现，只有少数是由气管炎造成的。另外，下肢水肿是右心心力衰竭的典型表现之一，这样的患者往往有两种情况：一是长期的肺气肿，可能引起右心心力衰竭；二是左心心力衰竭的晚期，发展到全心力衰竭的时候，吃不下饭，胃淤血，腿也会肿。

胸闷憋气、咳泡沫痰、下肢水肿、消化功能不好以及长期咳嗽，都是心力衰竭的典型表现。应及时到医院进行胸部X线摄影和心脏彩超的检查。

## *6 分钟计时走帮助心力衰竭患者衡量运动量

65 岁的老张患心力衰竭已经 5 年了，但是 5 年来，病情一直控制得特别稳定，他说这还要源于每天都坚持慢走，而且一走就是几个小时。那么心力衰竭患者都可以采取慢走的方式来进行锻炼吗？

### 专家提示

测试心力衰竭患者的运动量，有一个好方法叫 6 分钟走。限制患者在 6 分钟之内，看看能走多远，这个测试是要求速度的，一般要求走得很快，看患者在 6 分钟之内到底能走多远。就可估计患者心功能是什么样的，要求心力衰竭患者的运动量要远低于 6 分钟走所能承受的运动量。定好了这个运动量后，走上 3 个月，再做一次 6 分钟走，如果发现比上次走得远了，说明锻炼是有效的，如果比上次走得还近，则心力衰竭加重。

治疗心力衰竭的三大原则：积极治疗原发病，适当锻炼，使用降低心脏负担的药。

## * 心肌梗死后做支架的必要性

59 岁的老李因为突发心肌梗死住进了医院，虽然得到了及时的抢救存活了下来，但是医生检查后却发现老李的冠状动脉狭窄程度达到了 99%，如果再不进行及时治疗就会再次面临生命危险。因此医生建议老李立即进行介入治疗，可此时的老李并没有意识到心肌梗死的危害，尽管医生多次劝说，但最终老李还是没有接受治疗，一周以后老李离开了这个世界。

### 专家提示

有的心肌梗死患者，感觉自己就是像得了头疼、感冒一样，好了以后就不用再住院，也不用再治疗了，其实这是一个误区。得过心肌梗死的患者，不只是堵塞的那一根血管有了问题，因为动脉硬化是一个全身性的疾病，一根血管出问题了，不代表其他的血管没有问题。冠状动脉为3根血管，一根血管闭塞了，另外两根血管就千万不能再出任何问题了，一出问题肯定会发生猝死，心脏2/3的血供没有了，就会直接威胁生命。所以开通阻塞的血管，即便现在没有看到有什么好处，但它可以减少以后猝死的发生率。血管阻塞以后，有一部分心肌没有完全坏死，医生称为"冬眠心肌"，心肌"冬眠"超过3个月以后，大部分就会永久坏死，所以最好能在3个月之内把血管开通，越早开通，心肌存活的就越多。

出现心肌梗死一定要在黄金治疗时间内进行支架介入治疗。

## * 支架治疗的最佳时机

心肌梗死6小时之内，是做支架介入治疗的最佳时机；12小时之内，做支架介入治疗患者依然可以获益；24小时以上，获益就少了很多，如果耽误的时间再长一些，做支架介入治疗的风险比较大。因此医生建议，在心肌梗死相对稳定一段时间后，最好是在出院之前，尽量把阻塞的血管开通，对减少患者猝死是有好处的。

支架治疗的最佳时机是12小时之内。

第二十二章

# 给你一个"心"密码

讲解人：霍勇

北京大学第一医院心血管内科主任、心脏中心主任、主任医师

＊支架介入治疗后为何还要服用降压药？

＊阿司匹林是否适合胃出血的心肌梗死患者？

在冠心病治疗的过程中，大家疑惑重重，北京大学第一医院心血管内科主任、心脏中心主任、主任医师霍勇为大家详细解答。

## ＊支架术后服用降压药

50岁的赵女士因为心肌梗死，去年曾经在右侧冠状动脉放了三个支架，支架介入治疗之后，医生给她开了阿司匹林和氯吡格雷，还有降压药，但是她很疑惑，自己明明没有高血压，为什么却还要给自己开降压药呢？带着心中的疑问，赵女士坚持服用了3个星期的降压药，她发现吃完降压药自己不仅血压低了，而且也出现了头晕等不适感，那么这降压药能否用呢？

### 专家提示

很多降压药，它不光是为了降压用的，像转换酶抑制剂、β受体阻滞剂，这些药尽管也是降压药，但是对一些冠心病有很好的作用。心肌梗死患者服降压药的目的在于改善心功能，冠心病患者和患了心肌梗死的患者，

都是心脏出了问题，相关的治疗不能光靠治疗心脏的药，医生开的降压药当中，很多药也是治心脏病的。当然，这些降压药物要由医生来选择。

心肌梗死和心绞痛患者无论是否有高血压，都需要遵医嘱服用一定剂量的转换酶抑制剂、β 受体阻滞剂类的降压药，用这些降压药的目的主要是改善心功能，在药效上也比一般治冠心病的药物效果更明显，所以应当长期服用。

## * 胃出血是否适合服用阿司匹林

85 岁的老王今年年初，因为心肌梗死发作被送进了医院，经过全力抢救，老王逃出了鬼门关。由于老王年岁已高，医生担心支架介入治疗带来风险，于是没有为他进行支架介入治疗，而是给老王开了阿司匹林和氯吡格雷，但老王听说有的人服用阿司匹林会发生胃出血，于是非常纠结。那么老王的情况，究竟该不该吃阿司匹林呢？

**专家提示**

对于阿司匹林，只要是确诊的心脏病患者一定要用，这是一个原则。阿司匹林近 50 年来，对人类的最大贡献就是减少了非常多的心脑血管病，所以阿司匹林对于已有心脑血管病的人，是肯定有效的。但是阿司匹林主要的副作用，就是容易引起消化道出血，也就是胃出血或者其他组织器官出血，但是这种发生率比较低。心肌梗死患者只要能够耐受，就一定要用阿司匹林。但是如果患者有出血发生，那我们尽可能合并其他的药物保护胃。胃出血应加用保护胃黏膜药物以减少出血，同时也要用冠心病患者服用阿司匹林很关键。

阿司匹林，因为阿司匹林对这类患者太重要了。

## * 阿司匹林减量服用

虽说阿司匹林胃出血的副作用发生概率很小，但为了防止胃出血的发生，冠心病患者老张想了一个办法，就是减少服用的剂量。把原先医生让他每天服用的80毫克减为了40毫克。服用了一个月之后，胃出血的情况果真没有发生。那么老张的这种方法可以吗？

### 专家提示

一般情况下我们不建议自行减少剂量，通常剂量都是每天100毫克。但是极特殊情况下，如果稍微大剂量的阿司匹林，如100毫克对患者副作用比较大，40毫克、50毫克会对抗血小板治疗起一定的作用，但是这是极少数。大部分情况下都建议用100毫克。

阿司匹林应每日服用100毫克。

100毫克和40毫克的差别，对副作用的发生影响并不大。所以小剂量通常情况下也并不多见。当然我们也不推荐大剂量，如超过150毫克，200毫克甚至300毫克，也不建议长期使用。所以一般来讲100毫克左右，这个剂量是最好的。太低的不起作用，太高的容易引起出血，也没有增加作用。同时阿司匹林在使用过程中也要注意，和其他的药物，如胃刺激的药物不要在一起吃。另外肠溶阿司匹林对胃刺激小，可以起到一部分减少出血的作用。

## * 服用阿司匹林时间上有讲究

理论上说，阿司匹林早上吃、中午吃、晚上吃效果都是一样的，没有差别。但是通常来说，普通的阿司匹林最好是吃饭时或者吃完饭以后吃，可以减少对胃的直接刺激。但如果是肠溶的阿司匹林，因为它只有通过胃到肠里面再溶，所以最好空腹吃，别和饭一起吃。因为空腹吃，它在胃里面不溶解，它到肠里面才溶解。如果吃饭时一起吃，那在胃里边也溶解了，所以从这个角度来说，它没有肠溶的作用。

## * 左主干病变要做搭桥还是放支架

50 岁的老张患冠心病 5 年了，由于按时服药，身体一直没有什么不舒服，可就在最近的一次复查中，老张的左主干却被发现有三根血管病变，狭窄都在 80% 以上。医生告诉老张，他的这种情况应该进行搭桥手术，老张一听要搭桥，着实吓了一跳，觉得自己现在也没有症状，能不能先不做这个手术。那么老张应不应该马上就做这个手术呢？

### 专家提示

心脏是靠三根冠状动脉供血的，左边两根冠状动脉一起发出的地方叫左边的主干。左边的主干病变和其他地方不一样，这个地方的病变一般来说危险度比起其他地方的病变危险度要高 5 ~ 6 倍，所以从这个角度来说，一般左主干的病变，我们都要建议患者进行手术治疗，因为通常情况下，左主干病变现在最佳的治疗方法是搭桥手术。

当然这个案例中建议患者去做搭桥，通常情况下是合理的。因为通常下左主干的病变，现在最肯定的治疗方法是搭桥。取下一根血管从大的动脉连到狭窄的血管的两端，是这么一个做法，但是这种做法一定要开胸。

外科现在也在发展，这种搭桥手术是一种微创的手术。它是用一个胸腔镜，开很小的口在这里边做搭桥，这种做法很简便，但是应用范围很小，它只适合一根血管，有一根血管的毛病可以做这个手术。假如说这根血管不是左主干，比如堵塞发生在前降支上，就可以做到用一个很小的切口，直接搭到这根血管上。

左主干在心脏中位置很重要。
左主干病变搭桥治疗效果最佳。

## * 搭桥手术需考虑年龄因素

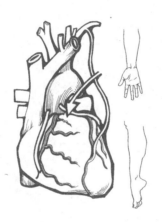

搭桥手术必须要考虑年龄因素，如果80多岁的患者左主干病变发生了，若适合放支架，尽量让患者放支架。如果不适合放支架，就要去做外科手术。是不是必须做搭桥手术，要根据冠状动脉造影的结果来判断。

第二十三章

# 别让心脏罢了工

讲解人：霍勇
北京大学第一医院心血管内科主任、心脏中心主任、主任医师

＊你了解心肌梗死吗？
＊心肌梗死如何预防？

心脏是个泵，只有 24 小时不停地工作，才能维持人正常的需要。急性心肌梗死恰恰就是这个泵出了毛病。那么如何才能早期发现心肌梗死的信号？家人该如何为心肌梗死患者争取时间？如何预防再次心肌梗死？北京大学第一医院心血管内科主任、心脏中心主任、主任医师霍勇为您解答。

## ＊强烈刺激易导致心肌梗死　做到"三早"很重要

心肌梗死常在一些特殊场合下发生，如情绪激动、暴怒、饱餐或者剧烈的运动，受到一个非常强烈的刺激以后，就有可能引发急性心肌梗死。

"三早"，即早发现、早运转、早救治。做好这三点，就能减少急性心肌梗死带来的死亡，将伤害降到最低。

（1）早发现。多数心肌梗死都会出现疼痛的症状，不管疼痛的部位在哪里，只要是持续剧烈的疼痛或者伴随出汗、抽搐、昏迷的疼痛都要高度警惕。

（2）早运转。在急性心肌梗死出现的早期，如果能

够及时把患者送到医院，这些患者存活的概率会大大增高，致残的风险也会大大降低。

（3）早救治。急性心肌梗死不是吃药就能治疗的，一定要到正规医院寻求医生的帮助，以免错过最佳治疗时间。

## * 硝酸甘油需慎服　心肺复苏分情况

在很多患者和家属心里，硝酸甘油几乎成了心脏病发作的救命"神药"，但对于严重的心肌梗死患者来说，硝酸甘油有时还会产生降低血压的副作用，所以并不是任何人都可以使用硝酸甘油的，而且使用时也不能剂量过大。

专家提示

心肌梗死急救时服用硝酸甘油要注意剂量和保质期，以免药物不能发挥应有的作用。与此同时，心肺复苏也是自救的重要手段，患者是否需要进行心肺复苏有两个重要标准，一是失去意识，二是摸不到颈动脉的搏动，出现这两种情况就需要实施心肺复苏。实施心肺复苏术不但要姿势、按压部位正确，频率也要快，最好能达到一分钟100次左右，如果患者的心脏没有恢复搏动就不要停止按压，这样一直可以持续到专业救援人员到来。

## * 药物、支架和搭桥　不同情况不同选择

一般急性心肌梗死的救治，支架介入治疗是最有效的手段。在心肌梗死发作的 12 小时内，如果能够及早通过介入治疗开通血管、恢复血供，可以大大降低急性心肌梗死的死亡率，一旦超过 12 小时，治疗效果就会大打折扣。药物溶栓起效慢而且容易出血，在不能进行支架

介入时可作为第二选择。冠脉搭桥创伤较大，一般只在病情严重时选择。

## * 学会"6+3" 心路保通畅

做好"6+3"，可以预防 90% 以上的急性心肌梗死。

1. 六大因素容易诱发心肌梗死

（1）高血脂与心肌梗死。血脂异常后，血脂里的有害成分就容易沉积在血管壁上导致血管狭窄，狭窄的血管更容易发生堵塞导致急性心肌梗死，另外，沉积在血管壁上的血脂会形成斑块，这些斑块一旦脱落也会造成堵塞诱发急性心肌梗死。对于一般人来说，40 岁后就应该进行血脂检查了，这样的常规体检一般两三年查一次就行了，但对于父母有冠心病和心肌梗死的人来说，就应该及早进行血脂检查，一旦发现血脂异常就需要每年进行血脂检查。

（2）高血压与心肌梗死。长期高血压会直接损伤血管壁，而受损的血管壁更容易出现斑块，这无疑增加了心肌梗死的风险，而突然的血压增高会使血流增大、心肌收缩发生改变，这个时候往往也是心肌梗死易发的危险时刻。140/90 毫米汞柱的血压值是预防心肌梗死的标准血压值，但是对于年轻人以及糖尿病、慢性肾病的患者，则要求血压值控制得更低一些。血液中的同型半胱氨酸是导致血压升高的一大元凶，而叶酸则可以促进同型半胱氨酸在体内的代谢，所以对于高血压患者来说，进行同型半胱氨酸的检查以及补充叶酸是非常必要的。

（3）高血糖与心肌梗死。高血糖会直接损伤血管，所以糖尿病患者更容易出现血管狭窄和闭塞，增加心肌梗死风险。由于高血糖导致的神经病变，使糖尿病患者对疼痛的感觉更加迟钝，他们一旦出现心肌梗死就会更加危险，所以大家一定要改变生活方式，严格控制血糖。

（4）肥胖与心肌梗死。肥胖与"三高"之间的联系是极为密切的。肥胖患者一旦发生心肌梗死，救治效果也并不理想，所以早期适当减肥对预防心肌梗死是非常重要的。

（5）吸烟与心肌梗死。有研究认为，在诱发心肌梗死的独立高危因素中，吸烟排名第二，仅次于高血脂，比高血压、糖尿病还要靠前；每日吸烟超过 20 支者，患冠心病及其他心血管病的发生率，比不吸烟者高出 2～6 倍。患者在支架介入治疗后，如果不能改掉吸烟的习惯，再次发生心肌梗死的概率也比不吸烟的人大得多。

（6）情绪与心肌梗死。人在上了年纪后血管里或多或少的都有粥样硬化，在此基础上当遇到情绪过分激动时，心血管由于受到激素作用，会急剧收缩，原本狭窄的管腔可能还需要几年甚至十几年才会堵死，这时便会瞬间堵死。所以，拥有良好的心理状态，如轻松愉快的心情、乐观积极的生活态度，加上良好的人际关系、丰富健康的业余生活就成了心身疾病有效的"预防针"。

2. 三大有利因素防心肌梗死

（1）多吃蔬菜水果，适当补充叶酸。

（2）适当运动。

（3）少量饮酒。

## *"ABCS"防心肌梗死　重点突出严把关

预防再次心肌梗死，就要在"6+3"的基础上，强调更重要的几点。

"ABCS"中，A 代表阿司匹林，B 代表血压，C 代表

预防心肌梗死的发生，调整心态很重要。

低密度脂蛋白胆固醇，S 代表吸烟。

一般来说，用于预防心肌梗死，小剂量阿司匹林是比较安全的，但是仍然有一部分人服用后出现出血的现象，皮卜出血和鼻出血完全不用慌张，一旦发生消化道和颅内出血就要及时就诊。服用阿司匹林之后半年内应该去医院进行血液检查，通过检查来判断患者服药后的抗血栓能力，如果不适合使用阿司匹林，需要停药或者换药时，必须在医生的指导下进行。

对于已经发生过心肌梗死的人来说，严格控制血脂尤其重要，对他们来说，坏的胆固醇的水平要远远低于正常水平，数值越低，再次心肌梗死的风险就越小。血脂异常的人一旦发生过心肌梗死，更要长期使用他汀类的降脂药，这时服用降脂药不单是为了控制血脂，更重要的作用是稳定血管内的斑块，防止斑块脱落导致再次心肌梗死。

服用降脂药的患者有 1% ~ 2% 的人会出现转氨酶增高的现象，这种增高和真正的肝损害是不能画等号的。还有大概 0.5% 的人吃药后会出现肌肉疼、肌酶增高，但对于绝大多数人来说，降脂药的副作用是可以忽略不计的，而它带来的降低心肌梗死复发的好处却是不容置疑的。另外，心肌梗死后，患者容易出现心功能不全，而转氨酶抑制剂和 β 受体阻滞剂则可以有效地防止心功能不全。

第二十四章

# 解密冠心病

讲解人：霍勇

北京大学第一医院心血管内科主任、心脏中心主任、主任医师

* 控制血压，监测血糖，还有哪些危险因素必须防？
* 季节交替，冷暖无常，什么方法能避免疾病发生？
* 威胁健康，发病率高，哪些手段能有效防治冠心病？

冠心病是严重威胁人类健康的疾病，它不仅发病率高，也很危险。从现在的医学研究来看，冠心病是由很多危险因素造成的，了解这些危险因素，对于冠心病的防治非常重要。北京大学第一医院心血管内科主任、心脏中心主任、主任医师霍勇带您认识冠心病。

## * 高血压是引起冠心病的危险因素

今年已经 68 岁的潘先生以前一直在出版社工作，虽然已经退休好多年了，但他的生活状态却仍然是紧张忙碌的。他延续了以前在职时候的生活习惯，经常要动脑子写东西。其实多年来，潘先生的睡眠一直都特别不好，经常睡到半夜一两点就醒来，然后怎么也睡不着。终于有一天潘先生最担心的事情发生了。他再也写不下去了，头昏脑涨、头晕，有说不出来的难受。眼前的这些症状再联想到自己多年的高血压病史，潘先生就拿出降压药吃了一片，然后他又测量了一下血压，高压 190 毫米汞柱的数据着实把潘先生吓了一跳。

　　高血压是冠心病的危险因素之一。潘先生的年龄也超过了 55 岁，我们通常所说的男性超过 55 岁也是一个危险因素，他也符合这个危险因素。

## * 控制住高血压就是控制了冠心病

　　高血压的人容易得冠心病，就是因为在高血压的情况下血管壁容易被冲击，会产生一些斑块，对于血管影响比较大。高血压容易引起其他病，比如肿瘤，还有其他的一些慢性病，要预防冠心病，预防高血压非常重要。

　　有一个统计数字，如果血压下降 10 毫米汞柱，可以使 10 年冠心病的发生率减少 20%。只要能够降低血压就能减少冠心病的发生。所以冠心病的预防一定是血压的标准要达到 140/90 毫米汞柱以下。

## * 血压值在一定范围内才是正常的

　　人对于血压的要求是要维持在一定的范围内，过低血压不好，对于血压控制的时候，要小于 140/90 毫米汞柱，对于老年人可能标准放得稍微再宽一点。

## * 血脂异常是冠心病的元凶之一

　　吴先生今年 30 岁出头，平时不喜欢运动，就爱吃吃喝喝，　碟花生米，再加上一碗红烧肉，这一顿饭就能吃上一个小时。家里人都劝他要经常锻炼，因为他父亲有心脏病，母亲有糖尿病和高血压。可是吴先生却怎么也听不进去。前几天单位体检，检查出他的低密度脂蛋白胆固醇比最高限的值还高了1点多，总胆固醇也比最高限高出了1点多，这才开始担心，甚至有点萎靡不振，再也不敢喝酒吃肉了，吴先生一直在想，自己这可怎么办呢？

**专家提示**

除了高血压以外，脂代谢紊乱也是一个重要的危险因素。通常所说的高血脂是一个不太准确的概念，真正和冠心病发病有关的是高胆固醇血症，实际上是说胆固醇高了容易得冠心病。

血脂高最主要强调血脂中间不同成分的变化，通常血脂高胆固醇是最不好的，尤其要强调那种低密度脂蛋白胆固醇，即通常所说的坏的胆固醇，胆固醇也有好的，比如高密度脂蛋白胆固醇就是好的。

在低密度脂蛋白胆固醇高的时候，容易在血管里面结成一个斑块，造成血管狭窄，甚至造成血管闭塞，血脂对于冠心病血管的斑块应该说是非常重要的。胆固醇是把双刃剑，降低低密度脂蛋白胆固醇、增高高密度脂蛋白胆固醇才会有利于身体健康。

## *糖尿病与冠心病、心肌梗死是等危症

几年前，贾女士患上了白内障，本来去年打算做手术，可术前检查的结果却有点意外。医生给她抽血测血糖，一测为16.8。因为在检查中查出糖尿病，如果手术，就容易造成伤口不易愈合，从而引发感染。这不得不让她延缓手术的计划，并且当务之急还要控制住血糖，应医生的要求她开始住院调养。果然，在医生和护士的精心调理下，她的血糖渐渐恢复了正常。出院以后，贾女士

就开始整天监测自己的血糖，生怕自己的血糖再次升高，出现危险。

## 专家提示

应当说，糖尿病和冠心病中的心肌梗死是等危症，因为糖尿病会引发很多心脏的问题，和得了心肌梗死是一样的。但是尽管如此，得了糖尿病也不完全就是冠心病，糖尿病患者在没有发生冠心病的时候，应注意在各个方面控制好血糖，控制好血脂、血压，有效预防冠心病。如果糖尿病患者再得了冠心病，那更是雪上加霜。糖尿病患者监测血糖很重要，一般来说，在家里测的血糖叫快速血糖，不是很准确，但是在有些情况下为了方便监测也可以用。实际上在冠心病的早期，很多患者不一定空腹血糖高，医生常常给患者建议，到医院里面，饮葡萄糖以后再去测血糖，叫糖耐量实验，糖耐量实验比测空腹血糖能发现更多的糖尿病患者。所以对于糖尿病患者，要早期监测空腹血糖和餐后血糖，很多预防措施更要提前。

## ＊危险因素多的糖尿病患者应该使用药物预防冠心病

对于糖尿病患者，即使血脂不高的时候我们也应当给他用他汀类的药，就是通常所说的降脂药。在血压方面，本书刚才讲了对一般人降压的标准是低于140/90毫米汞柱，但是对于很多糖尿病患者要求更严一点，要到130/80毫米汞柱。

## * 吸烟是冠心病发作的重要诱因

李先生是个工作勤奋努力的设计师，为了拿出自己的设计方案，他每次都会翻来覆去地修改很多回。困了的时候，就吸烟扛一会儿。因此，一晚上抽个一两包烟简直是再正常不过的事儿了。这天，他又在苦思冥想，烟不离身。结果就在准备起身时，一阵剧烈的眩晕顷刻间向他袭来。霎时间，李先生已是满头大汗。他不光感觉头晕、心慌，就连心跳也是异常加速，甚至其间还出现了喘息困难的情况。他马上赶往医院，经急诊室的医生诊断，李先生所患的是急性心肌梗死。

### 专家提示

短时间内很大量地吸烟会导致血管的痉挛或者血管的收缩。即使不是很大量，就是每天吸几支或者每天吸一盒烟，这实际上也对心脏有影响。所以，吸烟从现在的流行病学调查来看，是冠心病的一个肯定的危险因素，戒烟对于减少冠心病的发生是非常重要的。现在强力推动全民戒烟，虽然有相当的困难，但是为了预防冠心病，就要戒烟，尤其是那些已经有了症状或者有冠心病和其他危险因素的人一定要戒烟，减少一个危险因素就减少得冠心病的概率。吸烟是冠心病产生和发作的重要因素，全民戒烟刻不容缓，戒烟戒来的是健康，更是给自己的"心"加一把保护伞。

第二十五章

# 化解冠心病的危机

讲解人：霍勇
北京大学第一医院心血管内科主任、心脏中心主任、主任医师

* 突发心肌梗死，如何正确辨别才能赢得抢救时机？
* 紧急救治，药物服用方法有门道。
* 冠心病到底有哪些症状？如何诊断冠心病？

　　心脏很重要，所以我们要小心地呵护心脏。但是在日常生活中我们怎样才能知道自己的心脏是不是处于一个健康的状态呢？了解冠心病有哪些症状，这对于冠心病的防治非常重要。北京大学第一医院心血管内科主任、心脏中心主任、主任医师霍勇，将告诉我们怎样做才能化解冠心病的危机。

## * 冠状动脉出现狭窄导致冠心病

　　冠心病是心脏上为心脏供血的冠状动脉出现了狭窄，导致供血不足，或者闭塞造成心肌坏死，管腔随着斑块逐渐的增加，对供血产生影响发生的冠状动脉狭窄。简单说，冠心病实际上是为心脏供应的冠状动脉发生了狭窄，所产生供血不足的表现。

## * 巧辨冠心病的症状

　　45岁的张先生，担任高三毕业班教学，工作很辛苦，

总是觉得胸口闷，针扎似的疼，长出一口气才能好一点，平时还爱出一身汗，难受的时候总要出去走走才好点。每年体检报告都说是"ST-T改变，提示心肌供血不足"，这到底是怎么回事？是不是心脏病呢？

今年63岁的赵先生，平时喜欢出去晨练，最近一个月跑步的时候就会觉得心口发堵，像压了什么东西似的，停下来歇几分钟才能好。去医院检查，心电图是正常的。

**专家提示**

第一个例子里面心肌供血不足不属于冠心病，但肯定也是心脏出了问题。

尽管心电图检查做出了心肌供血不足的诊断，但是实际上这个患者并没有心肌供血不足，就是因为心电图所谓ST-T的改变，这个状况很多人都可能有，它和冠状动脉供血不足可能会有些类似。一般来说，在有症状的情况下出现这种心电图的变化才有意义，如果根本就没有症状，那即使看到这种心电图的变化，意义也很小。

第二个例子是在运动过程中出现了很多症状，那是冠心病。

## * 心电图不能完全确诊冠心病

人们对心电图的认识常常有个误区，到了一定年龄，心电图常会提示心肌供血不足，但是心电图诊断的心肌供血不足实际上和冠心病有时候根本是两码事。一般来说，真正的心肌供血不足大约90%都是由冠心病引起的，其他原因比较少。所以，如果诊断心肌供血不足，大部分就和冠心病几乎是划等号的。诊断心肌供血不足一定要慎重，一定要有一个相对专业或者相对肯定的诊断方

法。从专业上说，诊断冠心病大致有几个方法，但首先
都要了解患者的症状，典型的症状具有非常重要的诊断
意义。

## * 女性主诉症状很多都不是冠心病的典型症状

女性主诉的症状可能更多一些，有些不特异，或者
说这种心前区不舒服并不是因为冠心病造成的，所以特
别强调症状的典型性。心绞痛的典型症状叫做心前区或
者胸骨后的压迫感或疼痛。

## * 运动过程中出现不适是诊断冠心病的金标准

疼痛一定要发生在活动的当时，叫活动的中间。休
息一下或者含点硝酸甘油症状很快就缓解。这些是非常
有诊断意义的，这种叫典型的心绞痛的表现。患者一旦
出现这个症状，常常捂着胸部，这是最典型的心绞痛的
表现，在血管已经发生了严重狭窄的时候就会出现这个
症状。

做一些心电图检查，做个运动实验。运动过程中做
个心电图，叫作运动负荷心电图，做了这个心电图以后
出现了心肌缺血，这对冠心病的诊断是非常重要的。

冠状动脉显像的方法，包括 64 排螺旋 CT、冠状动脉
造影。这些专业的诊断方法在目前对于诊断冠心病来说
已经非常有效，冠心病只要是经过这些方法大多能够得
到确诊。

## * 硝酸甘油可以有效缓解心绞痛但不可滥用

2004 年 3 月 8 日中午，赵先生突然感到胸闷得无法呼吸。同时，大量出虚汗，疼痛从心脏的位置向后背放射。慌忙中，赵先生把车停到了路边，翻出常备的硝酸甘油，舌下含服了一片。很快，心脏不适的症状便缓解了。大概 15 分钟之后这种状况又出现了，当时那种胸闷的感觉跟潮水一样一波一波往上涌，他就继续含服硝酸甘油。虽然胸痛憋闷得厉害，但赵先生还是坚持着来到单位处理工作。之后，每当心脏感觉难受的时候，他就接着含服硝酸甘油，一天下来，吃了几十片。

### 专家提示

硝酸甘油确实是缓解心绞痛非常有效的一个药物，但是有一定的剂量限制，尤其是硝酸甘油只用在急救方面。如果患者含了一片效果不好，再含一片，如果效果还不好，那就要去医院了。硝酸甘油不可长期服用，因为它会带来很大的副作用。例如，可以引起血压降低，尤其是有些患者这时候血压已经低了，再吃硝酸甘油等于雪上加霜，不仅缓解不了心绞痛，反而会加重病情。所以含用硝酸甘油也要有一定的要求，就是最好能量量血压，缓解心绞痛也只能服用一两片，不提倡将硝酸甘油作为长期用药。

## * 发生冠心病后要争分夺秒进行急救

如果没有专业的人员在身旁，没有办法评价到底是不是冠心病，最好是赶快打急救电话。一般来讲，在这种情况下要叫患者平卧以保证脑血管的供血，另外要注意患者的呼吸、血压情况。按照北京市现在的要求，救护车 8 ～ 10 分钟就到了，只要做一个最简单的处理，赶快叫急救是最现实的，也是最好的处理办法。

每个医院都有绿色通道，针对心肌梗死，很多医院都可以做急诊的介入治疗。开始要有个评估，评估以后，如果确诊是急性心肌梗死，就可以进行急诊的介入治疗，即急诊进行血管造影，看到血管哪有病变或者闭塞，就可能马上开通这个血管，可以减少心肌梗死的死亡率。

## * 心绞痛与心肌梗死

心绞痛一般和劳累有关系，持续时间很短，3 ～ 5 分钟就缓解。但是心肌梗死一般持续时间很长，最起码要超过 10 分钟，一般为半小时以上。另外，心肌梗死的发生有时候不一定和活动有关，所以心肌梗死是心肌缺血最严重的阶段，冠心病发展到心肌梗死，死亡率就大大增加了。

第二十六章

# 打响健康保心战

讲解人：霍勇

北京大学第一医院心血管内科主任、心脏中心主任、主任医师

\* 保护心脏健康，药物治疗角色如何？

\* 如何饮食和运动，可以使心脏远离危险？

　　冠心病发作的时候是非常危险的，冠心病最危险的一种情况是急性心肌梗死。了解如何正确使用药物，对于冠心病的防治非常重要。北京大学第一医院心血管内科主任、心脏中心主任、主任医师霍勇，将告诉我们如何保卫心脏。

## \* 冠心病的介入治疗后需用药保疗效

　　2008 年 6 月 18 日早上，许先生和老伴儿像往常一样，一大早就来到小区的健身中心锻炼身体。可是刚刚活动了几分钟许先生忽然感觉身体有些不大对劲儿。半个小时过去了，他的胸口越来越疼了。于是，老两口急忙赶往医院。经过医生检查，判断他得的是急性心肌梗死。于是很快对许先生进行了紧急抢救和冠状动脉的介入治疗，开通了闭塞的冠状动脉。治疗后的许先生如获重生，转眼间，一年过去了，有一天正当许先生准备和老伴儿下楼去遛弯儿时，意外发生了，他再次突发心肌梗死，20 分钟后，急救车把许先生送到了附近的医院。医生在对他进行了全面的检查后发现，许先生一年前开通的血

管再次出现了堵塞。

心肌梗死的患者在第一次得到很好的治疗后，开通血管，但这个支架中还可以形成血栓。因为支架在血管内是个异物，患者如果不好好用药的话，很容易长血栓。这类患者常常是对于心肌梗死后用药用得不正规，有一些抗血栓的药没有用。

## * 放支架不等于进入保险箱

放支架绝不是进了保险箱。心脏之所以能够发生血管的狭窄，显然和身体的内环境，就是体质有关系。不去控制那些对身体内环境有影响的危险因素，最后冠心病还会再来，心肌梗死还会再发生。对于那些得了冠心病的患者，要做好得病以后的预防，从医学上叫作二级预防，这非常重要。

## * 警惕血管内的斑块

随着血脂、血压增高，就像水管里面结上水垢一样，那斑块逐渐就增加了。斑块增加的早期并不影响心脏供血，患者没有症状。只有当斑块的增加使血管狭窄到一定程度才引起心绞痛。血管里面光长斑块不太危险，最危险的是在斑块的基础上发生了血栓。

## * 预防冠心病要两手抓

无论是治疗冠心病，还是预防再次发生心肌梗死，有两个方面要注意。一个是要抑制斑块，要抑制动脉粥样硬化，另一个是要预防血栓。

患者血管内放了支架，改善了斑块，使斑块变小了，血管变通畅了，但是动脉粥样硬化的本质并没有变化，就是支架只是机械地改善了一段血管的狭窄。从长远来说，一定要针对动脉粥样硬化斑块本身进行治疗，现在最有效的是他汀类药物，针对血栓的话，更多的是要用抗血小板的药。

对于长期用药，作为预防来说，最主要的一种药是阿司匹林。阿司匹林可以减少动脉硬化基础上形成的血块，就是血栓。对于放完支架以后，可能单用阿司匹林不行，还要另外再加一种抗血小板药，那就是氯吡格雷。这种患者要加强预防血栓，这是最有效的两种药。

## * 保护心脏　生活细节要关注

所谓一级预防是说预防冠心病，控制患病危险因素。这包括要控制血压、血脂、血糖、戒烟、饮食、多运动，也包括其情绪的调整。一级预防实际上对于减少冠心病的发生是非常重要的。

## * 冠心病患者的运动原则是因人而异

年过60岁的杨先生从小就酷爱武术，几十年下来，练就了一副好身板。但随着时间的推移，杨先生的身体却没有想象的那么好，去年夏天，他因心脏病入院治疗。从此，他就不再敢做室外运动，即使在家，也是谨小慎微，生怕心脏病再次发作。

专家提示

　　一般都推荐冠心病患者去运动，但是，由于冠心病的程度不同，推荐患者运动的情况也不一样。如果说没有特别严重的症状，还是建议他运动。但是这种运动，最主要的还是取决于心肌缺血的情况或者心功能的情况。得了冠心病以后，减少冠心病的发生，更多的是建议做有氧运动。

　　所谓有氧运动，也就是说通常情况下心率不要太快，运动太剧烈了，它就乏氧了，就是没有氧了，这个运动就是缺氧的运动了。另外很重要的一条建议是，患者在运动的时候，要减少具有爆发力的运动，要采取耐力型的运动，如散步或者快走、游泳，这一类的运动对冠心病患者更合适。

## * 心力衰竭患者活动要遵运动处方

　　心力衰竭患者也不是说绝对不能运动。一般心力衰竭在急性发作以后，建议患者要尽早开始适度的运动。实际上现在在国内有很多医院都已经开始了以运动来作为治疗心力衰竭的一个手段，就是说通过运动来治疗心力衰竭。

## * 冠心病患者也要防病从口入

　　王先生今年 59 岁，退休后的他最大的乐趣是品尝各种美食。就这样，和朋友每周一次的聚餐，成了王先生雷打不动的事情。可是没想到接下来发生的事情，却将他的生活彻底打乱了。一天晚上，就在王先生参加完朋友聚餐后，他突发心脏病，被送往医院。患病之后的王先生就开始忌口，什么都不敢吃了。

通常说病从口入，得了心肌梗死，和暴饮暴食、不注意饮食有关系。但是，得了冠心病以后，包括得了心肌梗死以后，能不能正常地饮食，主要取决于血里面的很多指标，也就是说，如果这些指标还在正常范围内，患者可以适当地放宽饮食控制的这种范围，在医生的指导下，比如说冠心病更多的是和胆固醇有关系，叫高胆固醇血症，就应当吃一些胆固醇少的食物，多吃一些蔬菜、水果及含纤维素高的食物。另外冠心病实际上更多的是和糖堆积多有关系，糖堆积多就变成热量了，患者饮食总量要限制好，不以吃饱为标准，而是以不饿为标准。

第二十七章

# 警惕血脂异常成为心肌梗死"催化剂"

讲解人：霍勇、李建平

霍 勇 北京大学第一医院心血管内科主任、心脏中心主任、
主任医师

李建平 北京大学第一医院心血管内科副主任、主任医师

* 冠心病患者都应服用降脂药吗？
* 生活中远离高胆固醇应注意些什么？

高血脂是心肌梗死、冠心病等疾病的"催化剂"，严重危害人体健康。胆固醇过高是引发高血脂的重要因素。那究竟如何降低血脂，减少体内的胆固醇呢？北京大学第一医院心血管内科主任、心脏中心主任、主任医师霍勇与心血管内科副主任、主任医师李建平为您解答。

## * 冠心病患者都应服用降脂药

2008 年 9 月的一个清晨，53 岁的邢先生觉得胸口一阵剧痛，就像有人在抓他的胸口一样，他赶紧吃了几片硝酸甘油，但这种疼痛并没有缓解，甚至蔓延到了整个肩膀，他赶紧来到了医院，经检查，接诊的李医生确定，邢先生是急性心肌梗死发作了，必须马上实施抢救，于是在他的右冠状动脉放了一个支架打通血管，恢复了血管的血流。紧急抢救之后，邢先生终于脱离生命危险。经过医生的检查发现，邢先生身上有很多危险因素，高血压、高血糖、高血脂在他的身上都存在，他的生活方

式也极不健康，这其中最严重的当属他的高血脂。医生给他开了一些药，但是邢先生拿着化验单来找医生疑惑地问："医生，我这化验单上血脂水平都在正常范围，为什么让我服用降脂药物呢？"

**专家提示**

邢先生的疑问是一个普遍存在的误区，从道理上讲，我们应当取消血脂水平正常这个概念。应当这么说，按照邢先生的情况，没有什么血脂水平正常不正常的概念，无论他的血脂在什么水平上都该用药。因为这个药是针对血管的动脉硬化所用的药，尽管表面上是一个降血脂的药，实际上一旦得了冠心病不管血脂多高都要用。所以现在对医生要求，在所有的冠心病患者中，只要能够耐受这个药，都要用，不管患者血脂水平是多少。除了严重的肝脏疾病不太适合他汀类药的人和用了这个药以后过敏的患者也不适合以外，当然也有些情况，不同他汀类的药也可能有不同的使用范畴与对象，如肾功能不好的患者有些他汀类的药不能用。所以总体来讲，如果说冠心病合并高血压或者糖尿病，95%以上都适合用他汀类药物。

## * 读懂血脂化验单

平时做血脂化验就是总胆固醇、甘油三酯、高密度脂蛋白胆固醇和低密度脂蛋白胆固醇这四项。简单地说，有一些胆固醇指标是对我们的心脏、对我们的脑血管不好的，或者说是坏的胆固醇，就是总胆固醇，还有低密度脂蛋白胆固醇。因为总胆固醇里包括高密度脂蛋白胆固醇和低密度脂蛋白胆固醇，但是跟心血管疾病相关的是低密度脂蛋白胆固醇，它会渗入血管壁里，促进动脉粥样硬化的发生和发展。总胆固醇和高密度脂蛋白胆固醇总体上是并行的关系。高密度脂蛋白胆固醇可以简单地理解是好的胆固醇，它可以帮助我们将身体组织里坏的低密度脂蛋白胆固醇带回到肝脏进行代谢。对于甘油三酯来说，好多人有一个误解，认为一个人血脂高，高脂血症只是甘油三酯高，这其实不是，甘油三酯升高也不好，它也会引起我们心脑血管疾病的发生，但是它的作用不如低密度脂蛋白胆固醇那么明显，所以我们最关注的仍然是低密度脂蛋白胆固醇。

## * 低密度脂蛋白胆固醇来源

低密度脂蛋白胆固醇有两个来源：一个来源是从饮食中吸收的，当然很多富含胆固醇的食物就是低密度脂蛋白胆固醇高了；另一个来源是肝脏和肠子之间有循环，这个循环本身就产生胆固醇。随着年龄的增加，尤其是脂代谢情况的紊乱，人体里面实际上在内部产生的胆固醇占大部分，所以饮食是一部分来源，自己合成是一部分来源，且自己合成的可能会更多。所以我们要在控制高胆固醇血症，尤其是高的低密度脂蛋白胆固醇的时候就这两个来源应对，一是从饮食上不过多摄入，二是使用药物防止内部产生更多的胆固醇。

## * 食物胆固醇含量

动物的内脏，特别是猪肝，还有鸡蛋的蛋黄，深海的鱼类、贝类、鱼子和蟹黄都是高胆固醇食物，大家别多吃。鱼类里面像带鱼胆固醇的含量非常高，而像草鱼、鲫鱼和鲢鱼以及猪排、甲鱼和蟹肉算是中等胆固醇含量的食物。含胆固醇比较少的是瘦的猪、牛、羊肉和鸭肉，鱼类里面像鲤鱼和鳗鱼含胆固醇是比较低的。鸡蛋，按照我们中国的饮食习惯，是大家非常喜欢或者是习惯吃的食物，比如每天固定地吃一个鸡蛋，甚至有人吃两个鸡蛋，但这种习惯对胆固醇的控制，特别是对胆固醇已经升高的人来说肯定是不好的，所以建议能控制在一个星期吃 3～4 个鸡蛋是可以的。实际上蔬菜胆固醇含量非常低，豆制品以及富含纤维素的食物都是希望大家更多摄取的胆固醇含量更低的食物。

## * 健康食谱

从饮食上讲，不管是对高脂血症患者，还是冠心病患者，我们肯定提倡低胆固醇、低脂肪、低饱和脂肪酸饮食。肥肉是饱和脂肪酸、胆固醇高的食物，建议大家少吃，或者一定控制住，但是也不用完全限制到一点肉都不沾，瘦猪肉或羊肉、牛肉可能更好一点，瘦肉的摄入对保证营养的均衡还是有必要的。

我们强调总量，不应该吃得太饱。从饮食角度来讲，无论吃什么，只要多了一定会转化成脂肪，因为消化不了。那关键问题是大家怎么少吃，量上要清楚。当然除了量以外，我们要推荐给大众一个健康食谱，即多食低热量、低胆固醇、富含纤维素的食物。

第二十八章

# 提早发现"心"密码

讲解人：刘梅林
北京大学第一医院老年病内科主任、主任医师

\* 老年人心脑血管疾病预防理念有哪些？
\* 踝臂指数如何反映外周血管病变情况？
\* 什么是诊断冠心病的"金标准"？

面对老年人易患的心脑血管疾病，我们应该如何提早发现？导致心血管疾病的元凶，我们能否与它和平相处？北京大学第一医院老年病内科主任、主任医师刘梅林教您提早发现心脑血管疾病的好方法。

## \* 老年性疾病重在早发现

血管的保养也像车的保养一样，需要从很年轻的时候就细心呵护它，而不是等到车已经不行了，再去修理它。心脑血管病整体的控制非常重要，一旦等疾病暴发再去治疗，实际上已经晚了。到目前为止，老年人的头号杀手还是心脑血管疾病，所以对老年人而言更应该做好老年性疾病的评估、筛查和血管病的早发现、早治疗和预防。

## \* 老年人应该建立心脑血管病预防的理念

当老年人合并有糖尿病、高血压、血脂异常、吸烟、肥胖等危险因素时，即使没有出现症状，也应该定期做

心血管系统的检查评估，如心电图、24 小时动态心电图、运动心电图、踝臂指数、颈部血管及心脏超声检查等。当这些检查指标出现异常时，可以在医生的建议下做进一步检查。对怀疑存在严重冠状动脉病变的高危患者，必要时做冠状动脉 CT 甚至冠状动脉造影的检查，以便根据冠状动脉的病变情况决定进一步治疗方案。

对一些有危险因素或者没有危险因素但有家族病史的人，医生建议定期到医院去做一些正式的评估和体检。当然做不做全面的评估要取决于很多因素，首先是要看看到底有多少已经知道的心脑血管病危险因素。如果从整体心脑血管危险因素来看，很低发的人群，做完体检应该很好地保留所有的检查资料，这相当于一个人生档案。尽管过去做心电图正常或者一些数据正常，医生可以从过去正常系列变化中寻找一些规律，或者在病情突然变化的时候有一个参照，这对诊断疾病非常重要，尤其对医生在治疗方案的选择上下决心也是非常重要的。对于老年人而言，如果已经存在危险因素，就应该高度警惕，即使体检不涵盖的项目，也要想到去医院做一个系统的评估，当然具体做什么评估应该由医生根据患者的状态决定，而不是说所有的人一定要把所有的评估都做完。

一般常规的评估每年做一次就可以，包括心脑血管的病理进展、有没有意外的伤害或者意外的因素猝发，即使动脉粥样硬化斑块进展，也是一个相对缓慢的过程。心脑血管病的治疗实际上就现在医疗手段而言，是比较前沿的一个领域，还有很多方法在疾病发生之前就能够让人转危为安。但是为什么每年还有这么多由心脑血管病导致的死亡？就是因为忽略了这种评估。

保存每年的体检资料有助于病情诊断，心脑血管常规评估每年一次。

## * 动脉粥样硬化是全身性疾病

65 岁的白先生因为经常头晕到医院就诊，颈动脉超声检查发现颈内动脉已经狭窄了 80%，于是医生给他做了颈动脉支架介入治疗，术后头晕的症状得到缓解。医生建议他做一个运动心电图的检查，评估心脏血管是否也存在病变，白先生不愿意做这项检查，因为他觉得自己心脏没有任何不舒服的症状，心电图也是正常的，为什么要检查呢？

### 专家提示

动脉粥样硬化是一个全身性疾病，脑袋一旦出问题了，实际上心脏和其他部位的血管也容易出问题。如果不关注心脏评估，有时候并不能够发现问题，所以必须经过运动心电图这种检查，经过一个负荷监测有没有变化，才能发现它是不是也存在像脑部有这种严重狭窄的病变，去帮助识别一些潜在的危险。患者常规的心电图正常，只代表一个静息状态的心电图，不代表患者在日常工作或者生活中心电图的变化，而运动的时候通过给患者一些负荷，就是让患者无论跑平板还是蹬车的时候，看看他心脏是不是缺血而暴露毛病。如果发现在运动的时候，很容易出现心电图这种缺血性改变的话，那就意味着患者有严重冠状动脉的病变了，这时候就需要干预。对于老年人而言，尤其糖尿病患者，他并没有症状，甚至严重缺血也没有感觉，通过这种检查，能够发现患者身上的隐患，而做到早期的识别和处理。

运动心电图检查是通过运动的方法给心脏以负荷，增加心肌耗氧量，诱发心肌缺血，从而出现缺血性心电图改变的试验方法。它是老年人心血管疾病评估中重要的一项检查项目。

## * 踝臂指数反映外周血管病变情况

薛先生今年 75 岁了，2003 年因为脑梗进行了介入治疗，身体恢复得很不错，为了进一步了解全身血管情况，薛先生做了一系列的检查，但是这次很奇怪，医生给他加了一项踝臂指数的检查。这是一种什么检查呢？

**专家提示**

踝臂指数又叫 ABI，实际上它的道理非常简单，就是同时在四肢测量血压，即双上肢的血压、双下肢的血压。在同一个心率周期去测量，这种测量减少了整个血压测量的误差，可以比较双上肢血压的差别，也可以比较双下肢血压的差别，通过下肢和上肢血压比率的变化，来推测患者有没有外周血管疾病。例如，同时测量双上肢血压，两边差值超过了 30 毫米汞柱，那医生就要检查这个患者血压低的这一侧是不是存在血管病变。

## * 测量血压能发现大问题

老年人在家里量血压的时候，希望能定期测量双上肢的血压，这样的话，如果测量方法比较准确，压差不超过 20 毫米汞柱，但是双上肢收缩压压差超过了 20 毫米汞柱，应该及时到医院去，让医生去核实。假如说有一些人可能在家里测量血压的习惯特别好，总是双上肢血压都测量，压差超过 20 毫米汞柱，会是哪出了问题？一般像这种能够除外测量方法的问题，都是低血压这一侧锁骨下动脉出现病变，比如说锁骨下动脉可能狭窄的程度超过 70%，会影响血流，这样这一侧整体血压是低的，甚至仔细观察这侧活动时候的这只胳膊，可能都出现酸胀甚至疼痛的感觉，摸脉搏的时候，甚至觉得一侧脉搏也是弱的，甚至这种狭窄有时候会危及另外一根重要的通往大脑的血管，就是椎动脉，有的时候，它甚至可以

踝臂指数反映的是外周血管病变情况，尤其是下肢动脉血管的病变。当上肢或下肢两侧血压差值超过了 30 毫米汞柱，就说明血压低的这一侧可能存在血管病变，当出现了下肢血压比上肢血压低的情况时，就应该考虑下肢血管供血是否有问题。

引起头晕或者脑缺血的症状。因此，一定要坚持定期测量血压。

## *冠状动脉造影是诊断冠心病的"金标准"

李老先生今年 80 岁了，因为心绞痛发作，找到了医生进行治疗。医生了解病情之后，怀疑是冠状动脉病变所致，但由于老先生肾功能不好，做冠状动脉造影需要使用造影剂，为了避免造影剂对肾脏的不利影响，医生就为李老先生进行了无创心脏评估，首先采取保守的药物治疗方法。

### 专家提示

因为老年人本身肾功能衰退，如果以前有高血压或者糖尿病，肾功能已经存在不全的这种状况，现在并没有到非要做支架或者做冠状造影的程度，所以医生优先还是选择药物治疗。治疗以后，老先生什么症状也没有了，每天生活质量很好，甚至锻炼走快路都没有问题了。医生之所以采取药物治疗，而不是一定要做冠状动脉造影放支架，主要是避免医疗给患者带来进一步的伤害。当然，在老先生药物控制稳定后，还应该做评估。即使他没有症状了，但在评估的时候，出现缺血的范围很大，包括运动的时候，如果他整个心电图的变化和超声的时候也出现一些相应改变，即使他有肾脏的病变，仍然还要考虑给他做冠状动脉造影。因为也有一些老年人是无症状的情况，而一旦发生事件，对他的生命来说是非常危险的。冠状动脉造影是医生行业内认同的"金标准"，用来判断是不是有显著的冠状动脉病变是非常重要的。

踝臂指数需要同时测量双上肢和双下肢的血压，由于测量起来比较复杂，所以不宜在家自行测量，应该到医院采用专业仪器进行检测。

有心脑血管疾病的老年朋友，即使用药控制病情稳定、没有其他症状，但仍应该进行心脑血管评估。如果有心电图的变化和超声改变，还是要考虑进行冠脉造影检查。

147

## *OCT 技术

OCT 技术也是一个血管内重建的影像，能看到血管壁上的影像是不是容易破裂及里面的成分怎么样。因为斑块破裂不破裂跟心血管事件有关系。同样都是严重的斑块，如果不破裂，它有可能跟患者一辈子和平相处，但是即使一个小斑块，如果说它是一个很容易破裂的斑块，即使冠状动脉造影的时候狭窄程度根本就不重，患者运动心电图也没有任何问题，它照样可以发生心血管事件。所以这种技术，即使医学上进展很大，但是并没有常规用于患者的检查，而是对一些医生临床认为有高度怀疑的患者才会使用这样的检查方法。

第二十九章

# 健康从"心"开始

讲解人：孟旭
首都医科大学附属北京安贞医院心脏外科中心心外九科主
任、主任医师，北京市心脏移植及瓣膜外科诊疗中心主任

* 紧急时刻如何救人性命？
* "三多"、"三少"如何保护心脏健康？

心肌梗死突然来临，如何进行有效的心肺复苏？扩张性心肌病是怎样产生的？心脏移植后，人的性格究竟会不会改变？有益于心脏健康的"三多"、"三少"又是什么？首都医科大学附属北京安贞医院心脏外科中心心外九科主任、主任医师，北京市心脏移植及瓣膜外科诊疗中心主任孟旭为您解答。

## * 如何进行心脏复苏急救

首先要唤起患者的意识，然后电话呼叫120医务人员，在医务人员赶来之前要做三件事：第一是保持患者呼吸，把患者头颅、前额往下摁，把下颚抬起来，通过这样的动作使呼吸道（口腔和鼻腔与气管的通路）通畅，避免舌头堵住呼吸道。第二是做呼吸、吹气，一般来讲是进行口对口的呼吸。第三是进行心脏的按压。心脏按压主要的部位是人的前胸，是有一块胸骨的，是硬的，胸骨的后边就是心脏，这种心脏按压是通过按压胸骨，挤压后边的心脏，使心脏进行收缩、搏血。

## * 按压的方法

按压的位置是人们胸部两个乳头中间的部位。按压时压下去要慢，松手时要快，1分钟要按压100次。通常来讲做按压和呼吸的比例是30次按压做2次呼吸，或者15次按压做1次呼吸，是比较正规的。另外按压的深度一般来讲要使胸部下降3～5厘米，所以一定要用力去做。但是不要用蛮力，松了以后，还要保持住手继续再往下，1分钟达到100次。

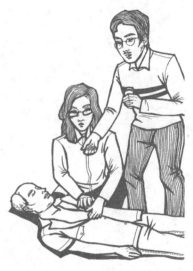

## * 什么是扩张性心肌病

顾名思义，扩张性心肌病是心脏的肌肉细胞本身有病变，使心脏越来越扩大，心脏壁越来越薄，最后心脏壁细胞都凋亡以后，就像一张纸或者一个布袋子一样，所以扩张性心肌病是心肌病中的一种。在心肌病分类中，扩张性心肌病是最多见的。但是在整个心脏疾病中的发生率是很小的。

## * 心脏移植

心脏移植对于中末期患者来说是一个很有效的方法。在全世界来讲，10年的生存率已经达到60%～70%了。即有100个患者做心脏移植，到10年后可以有60～70

个人仍然能活。等待心脏移植的中末期患者，状况非常差，根本连路都走不了，整天躺在床上，腿肿得像大象腿一样，吃也吃不下，躺也躺不住，非常痛苦，药物的治疗根本无效。心脏移植的方法就可以对患者的状态有所改善，有的患者甚至还可以去参加运动会。

## * 换心后性格会不会变

脏器移植以后，人们的性格有变化的例子，实际上在临床上还有一些精神上的改变。其原因可能和免疫抑制剂有关系，也就是患者接受了其他的外来的脏器以后，因为它不是自己的器官，体内就会产生一些抗体要把这个排斥掉，这就是我们讲的排斥反应。所以任何脏器移植的患者都会吃一种药物，是使排斥反应降低的药物，来维持移植脏器功能的完好。这种免疫抑制剂，也就是抗排斥的药物，会带来精神和神经系统相应的副作用，所以临床上有些人会突然出现厌食、抑郁、恐惧等症状。这都是由于抗排斥的药物带来的精神和神经系统的副作用。

## * 手术是治疗心脏病的方法之一

医学上外科以用刀为主，大家可能会谈手术色变，觉得很恐怖，实际上外科在医学领域里是一个重要的专业。每一个专业的外科，不管是普通外科还是脑外科或是心脏外科，在做手术时是在用刀，但这种手术的切口都是通过几十年、上百年的演变，切口要考虑切开了以后怎么去治疗疾病，每一个切口怎样对人的损伤最小。现在外科医学技术都在寻求微创手术，就是疾病可以通过小的切口来达到很好的治疗目的。微创手术现在有机器人，这种手术像游戏机一样，由机器人做手术，手术台上是没有医生的，真正手术的术者在旁边有一个工作台，坐在那里做这个手术。还会介入一些内窥镜，现在胸腔镜的一些手术都在趋向于微创。外科手术微创的观念已经在全世界所有医生的心目中进行改革、灌输。所以并不是大家所想象的，看到刀就会联想到血和开膛，实际上已经不是这样了。

## * 冠状动脉的位置

冠状动脉是从主动脉的根部发出来的，从左右分支，它的分支从心肌里面到心脏表面。它的作用就是营养心肌的细胞，专门为心脏心肌细胞服务。

## * 有益于心脏健康的"三多"、"三少"

"三多"、"三少"主要是从饮食方面保护心脏。"三少"即少食、少脂和少盐。"三多"是指高纤维素、多维生素和多微量元素。高纤维素饮食换句话说是多吃蔬菜，像芹菜、白菜这些蔬菜中纤维素丰富；而维生素可以从水果中摄取，比如维生素 E、维生素 C 和维生素 B，这是三种补充量比较多的维生素；还有一些微量元素，包括对心血管有益的微量元素硒，有些水果、蔬菜中含量丰富。

第三十章

# 察言观色识 "心" 病

讲解人：罗毅
首都儿科研究所所长、附属儿童医院院长

罗毅，2010年11月
节目播出时任首都
医科大学附属北京
儿童医院副院长。

* 先天性心脏病的发病率是多少？
* 先天性心脏病的症状有哪些？

陌生的小儿先天性心脏病，发病率有多高？看似正常的宝宝，实则心脏结构出现了问题。首都儿科研究所所长、附属儿童医院院长罗毅为您讲解如何早期发现孩子心脏的异常。

## * 先天性心脏病的发病率

在全世界的不同国家和地区，通过流行病学的调查表明，先天性心脏病的发病率是 6‰～9‰。也就是说，每出生 1000 个孩子，里面就会有 6～9 个患有先天性心脏病。2009 年北京市的有关报告也有权威数据表明，在北京地区先天性心脏病占婴儿出生缺陷的第一位，发生率是 7.31‰，这说明先天性心脏病并不是一种罕见的疾病，它严重威胁着孩子们的身体健康。

## * 先天性心脏病的原理

孩子是从一个胚胎逐渐地在母亲子宫里发育起来的，从一个小小的胚胎，到最后出生，心脏作为身体的一部分，是在胚胎形成后第 6 个星期左右开始发育的，到母亲怀孕 20 个星期的时候，孩子的心脏基本上已经发育完全了。一般情况下，母亲意识到自己怀孕的时候大概已经怀孕 1 个月了，那个时候孩子的心脏已经开始发育，到怀孕 5 个月的时候，孩子的心脏基本上已经长成。在这个过程中，有任何的因素影响了孩子心脏的正常发育，结果都会出现心脏结构方面的异常，这种结构的异常导致孩子出生以后就成了先天性心脏病患者。

## \* 先天性心脏病的两种状况

一是发育得不够完全，如两个心室之间应该完全封闭，现在没有完全封闭。二是发育得不正常，即心室应该接一根动脉，但接得不对，或者两根血管之间连得不对，这些都是结构上的异常，那么孩子出生以后心脏就是有问题的。这两个方面的状况统称先天性心脏病。

## \* 先天性心脏病的症状

医学上大体把先天性心脏病分为两类。一类是紫绀型先天性心脏病，患这一类先天性心脏病的孩子能被看出身上发紫，主要表现在脸上、嘴唇、指甲等发紫。另一类是非紫绀型先天性心脏病，患这一类先天性心脏病的孩子体色和正常人一样，但并不表明他没有问题，只是说他没有表现出来有紫绀。

1. 紫绀型先天性心脏病

法洛四联症是紫绀型先天性心脏病的代表，在紫绀型先天性心脏病中所占的比重最大。紫绀型先天性心脏病又称为"四联症"，是因为这种类型的先天性心脏病

紫绀型先天性心脏病的典型症状是唇甲青紫。

在心脏上有四种畸形。一部分患病的孩子刚出生时症状不明显，一般半年以后，会有比较明显的紫绀，往往此时家长才能发现。法洛四联症的特征是患儿的紫绀可能会稍晚出现。有紫绀的患儿，因为能够明显看得出和别的孩子不一样，所以很容易被发现。

2. 非紫绀型先天性心脏病

小张9个月的孩子，由于咳嗽、发烧吃了一个星期的药都没有好转，她赶紧带着孩子来到医院检查。医生通过听诊器听到了孩子的心脏有杂音，进一步检查后发现，心脏有一个18毫米的洞，孩子被确诊为先天性心脏病。这让小张一时间难以接受，自己的孩子平时没有什么症状，怎么一下子就得了这么严重的病呢？

**专家提示**

从外表上看，非紫绀型先天性心脏病的患儿和其他正常孩子一样，但是他们依然会有和正常孩子不一样的特征。紫绀是人体缺氧的一种表现，之所以有的患儿没有紫绀，是因为患儿没有缺氧，这也说明患儿肺里的血多，容易出现肺部感染，所以非紫绀型先天性心脏病的患儿通常有一个特点，就是经常会出现感冒、支气管肺炎。另外，由于心脏中的一部分血流到了肺里，患儿心脏的负担也会增加，可能会出现心力衰竭，因此这样的患儿生长发育也会较慢。

非紫绀型先天性心脏病表现为经常性感冒，易发呼吸道感染、支气管肺炎，喂养困难、吸吮乏力，并且生长发育比同龄儿童迟缓等。

## * 如何早期发现先天性心脏病

首先，我国对儿童的保健制度要求孩子出生后定期检查，在检查的过程中，可以发现先天性心脏病。其次，如果家长了解相关知识，注意细节也能够及早发现先天如果在任何检查中，医生听到孩子有心脏杂音，要意识到可能有心脏方面的问题，应及时到小儿心脏专科做进一步检查。

性心脏病。例如，紫绀型先天性心脏病很容易被发现，患儿和正常孩子的肤色不一样，如果是非紫绀型先天性心脏病，孩子可能会频繁患感冒、肺炎，生长发育也比较慢，这些都可以提示家长，孩子可能有心脏方面的问题。

## ＊先天性心脏病可能与遗传信息的改变有关

DNA 是人类的遗传物质，DNA 中的遗传信息片段会传给下一代，如果片段受到影响，遗传的特性就可能会发生改变，这是遗传学的基本道理。现在科学家们希望能从遗传物质当中，找到先天性心脏病的原因，很可能是因为某种内部或外部的因素，导致遗传信息的改变，才发生了先天性心脏病。

## ＊风疹病毒最伤"胎心"

病毒也是一种生物体，它非常小，比细胞还小，而且病毒能够钻到细胞里面去。病毒本身就是一段 DNA，所以如果感染了病毒，特别是现在研究上比较关注的一种病毒，叫风疹病毒，可能就会影响到人的 DNA 的变化，如果变化的位置恰恰和心脏结构的发育有关，或者跟心脏发育时期有关，就有可能出现先天性心脏病。

第三十一章

# 阻截先天性心脏病的主要战术

讲解人：罗毅
首都儿科研究所所长、附属儿童医院院长

* 如何确诊宝宝有病心？
* 治疗先天性心脏病的主要方法是什么？

罗毅，2010年11月节目播出时任首都医科大学附属北京儿童医院副院长。

妊娠期间的超声检查能否检查出宝宝心脏的问题？一旦发现孩子心脏异常，又该如何解决？首都儿科研究所所长、附属儿童医院院长罗毅为您讲解如何应对孩子心脏的异常。

## * 先天性心脏病并不可怕

绝大多数的先天性心脏病是可以治愈的，而且治愈以后，患者和正常人几乎一样，所以不要特别惧怕它。

## * 三项检查确诊宝宝有病心

对有症状未确诊的孩子，建议去正规专业医院进行三项系统检查，一是心电图检查，二是放射线的芯片（或者叫 X 芯片）检查，三是超声心动图检查，就是彩超检查。彩超检查是用超声波来探测人体的心脏，能够看见心脏的结构，然后反映在图像上。用超声波检查心脏正常还是不正常，是一种非常有效的诊断手段。如果出现复杂的畸形需要做进一步特殊检查。

## * 手术是治疗先天性心脏病的主要方法

5岁的航航，刚出生2个月就被发现心室间有一个直径2毫米的洞。可是孩子年纪小，没有较强的抵抗力。医生说像航航这样的小室间隔缺损（简称室缺）患者可以做手术，且其自愈的可能性也很大，航航的妈妈很困惑，到底该不该为孩子做手术呢？

### 专家提示

2毫米直径的小洞对心脏没有太大影响，随着年龄的增长，这个小洞有可能越来越小。一般孩子查出有室缺，建议家长暂时不给孩子做手术，因为其对心脏本身以及孩子的生长发育都没有什么影响，继续观察到5岁，再考虑做不做手术。如果不做手术，可以再等一等，看看小的室缺以后能不能自己长上，或者用其他的办法去治疗。如果要做手术，5岁左右也是合适的，做完手术恢复一年就可以上学了，不会有任何影响。

先天性心脏病的患儿是不是做手术，什么时候做手术，医生很难给出准确答案，主要依据患儿的具体情况而定。但复杂的先天性心脏病，应尽早接受手术，避免因带病时间过长影响心脏本身及孩子的生长发育。

8岁的球球体重只有15千克，身体发育得就像4岁的孩子一样，在一次体育课中，意外晕倒，送往医院检查时发现，他的心脏出现了两种畸形。由于父母在球球小时候没能注意到他的异常，错过了最佳的手术时期，所以现在手术难度很大，这让球球父母痛惜不已。

### 专家提示

如果一个先天性心脏病的患儿，出生的时候有室缺，此时肺动脉压力还不太高，到了1岁的时候，肺动脉压力就增高了，3岁的时候肺动脉压力更高，到了8岁、10岁肺动脉高压就可能到非常高的程度，这个时候如果回过头来想把室缺堵上，病情的严重程度就已经限制了医生，不能做这样的手术了。所以，先天性心脏病及早治疗是一个非常重要的原则。

医生要从病情复杂和严重程度来判断一个先天性心脏病患儿是不是要进行手术。如果是室间隔或房间隔缺损，相对来说比较简单，但如果是法洛四联症，那就是在一个心脏上有四种病，是畸形，相对复杂，所以说从畸形的角度讲，可以分出简单和复杂。另外就是病情的严重程度，比如同样是室缺，小室缺病情轻，大室缺相对严重，如果引起肺动脉高压，情况就更严重。所以外科医生决定是不是做手术的时候，必须考虑的一个因素是患者病情的严重程度，能不能够耐受得了手术。

## * 小儿先天性心脏病超过九成可治愈

最常见的先天性心脏病包括三种：房间隔缺损、室间隔缺损、动脉导管未闭。目前在我国进行手术治疗，成功率都在99%以上。手术治愈后也就意味着先天性心脏病彻底治好了，以后孩子会跟正常人一样，也并不会比其他人更容易发生心脏病，因为先天性心脏病和其他心脏病发生的原理不同。

第三十二章

# 侵害儿童心脏的元凶

罗毅，2010年11月
节目播出时任首都
医科大学附属北京
儿童医院副院长。

讲解人：罗毅
首都儿科研究所所长、附属儿童医院院长

* 孕期医学检查需注意什么？
* 孕妇感冒应如何治疗？

生活中的哪些因素是导致胎儿心脏异常的元凶？妊娠期间发生感冒，又该如何治疗？首都儿科研究所所长、附属儿童医院院长罗毅为您讲解怎样预防先天性心脏病，拥有一个健康的宝宝。

## * 孕期医学检查需谨慎

导致先天性心脏病发生的因素包括遗传因素。我国现在实行的禁止近亲结婚、正规的婚前孕前检查等，都是非常有效的预防办法，能够从遗传的角度尽可能地避免先天性心脏病。另外，辐射也对胎儿心脏有伤害。孕期应该尽可能地避免放射线的照射，如果必须做一些医学检查的时候，要跟医生说清楚，医生会对患者采取防护的措施，如让孕妇穿含铅的衣服，对防止放射线的辐射有一定作用。

## * 远离辐射减少先天性心脏病发生

小林自从怀孕后，就辞掉了工作，专心在家里养胎，为了让自己生一个健康的宝宝，她几乎杜绝了一切有关电子的东西，手机不用了，电脑不玩了，连吹风机也不使了，她的做法真的有效吗？

## 专家提示

胎儿心脏的发育阶段是怀孕后 6 ~ 20 个星期。在早期的时候，过量的射线辐射对孩子的心脏发育是不利的，其实不光是对心脏，对孩子其他方面的发育也会有影响，这里有一个很重要的概念即累积的照射积累，就是说辐射不好，但是它是有一个剂量的，没有超过有害剂量的时候，它对人是没有影响的。

医学中的 X 射线、Y 射线都对胚胎时期的宝宝心脏有伤害，所以准妈妈在怀孕期间，或者是打算要孩子的妇女，都要尽量避免 CT、X 光片等医学检查。

## * 孕妇感冒应积极治疗

小李已经怀孕 8 个月了，一直小心翼翼地保护着自己的身体，但是入秋后还是因为天气变化，患上了感冒，这下可把小李吓得够呛，根本不敢吃药，每天都担心病毒会不会对胎儿心脏产生影响。那么小李这样担心有必要吗？

## 专家提示

病毒感染在先天性心脏病的形成过程中，被列为危险因素，但实际上它有一定的特征性，目前研究比较多的或者大家认为有关系的是风疹病毒。风疹病毒通常通过感冒感染人，也就是说，我们每次感冒所感染的病毒可能不一样，如果感染的有风疹病毒，同时又是怀孕的妈妈，那有可能会对孩子产生影响。

孕妇应该积极地进行预防，避免感冒。但是一旦感冒了，即使不吃药，结果也一样，病毒已经感染了，只是抵抗力下降和感染这个过程延长了，其实在这个时候保护儿童心脏四原则：
（1）预防感冒；
（2）控制肥胖；
（3）加强锻炼；
（4）保持心理健康。

感冒是引发病毒性心肌炎的主要原因，病毒进入血液后直接侵犯心肌，引发心肌炎。所以，一旦孩子在感冒时出现胸闷、气短、面色苍白等症状，应及时到医院做详细的检查。

得了感冒还是应该进行积极的治疗。

感冒通常是因为病毒引起的，治疗病毒的特效药很少，一些药不是治疗病毒本身的，而是减轻症状，或者是提高人体的免疫力，然后去对抗病毒，所以说可能会有这种说法，说吃药和不吃药痊愈差不了多长时间，但事实上还是应该积极地治疗。在治疗中，要对药物，特别是化学药物保持一定的警惕性，不能过度服用。另外，要多休息、多喝水，或者是用一些其他植物类的药物，都是孕妇感冒后可采取的措施。

## * 病毒性心肌炎侵害儿童心脏

病毒性心肌炎比较常见，小孩经常会遇到这个情况，尤其感冒了以后，容易得这个病。如果确诊是病毒性心肌炎，应该积极地治疗。由于是病毒感染，治疗病毒目前没有特效药，所以治疗的方法主要是休息。此外，可以用一些药物增加心肌的营养或者增加身体抵抗力，通过这种办法去调动人体的免疫功能，去对抗病毒。

第三十三章

# 抓住"心"的生机

讲解人：李守军
中国医学科学院阜外医院小儿心脏外科中心主任及六病区主任、主任医师

* 先天性心脏病的症状有哪些？

* 装修与先天性心脏病有什么关联？

* 筛查先天性心脏病的有效方法是什么？

　　刚出生的婴儿总是牵动着很多人的心，但是总有一些危险因素会在不经意间伤害到孩子，且多种因素都有可能导致先天性心脏病。先天性心脏病会有哪些症状？如何早期发现孩子的心脏问题？一旦发现先天性心脏病还应注意孩子哪方面的问题？有哪些筛查先天性心脏病的有效手段？中国医学科学院阜外医院小儿心脏外科中心主任及六病区主任、主任医师李守军为您一一解答。

## * 孩子口唇发紫是先天性心脏病症状

　　2010 年 12 月 18 日零时 18 分，张萍的孩子出生了，但孩子整整一个晚上都没有吃妈妈的奶，直到第二天晚上 9 点，张萍再次尝试喂孩子的时候，惊讶地发现孩子的舌头有些许的发紫。惊慌失措的她赶紧抱着孩子来到儿科，医生通过听诊器发现孩子的心跳有杂音，怀疑心脏出现了问题，立即将其送进了保温箱观察。

婴儿出生时哭声无力、喂养困难、感冒不容易治愈都有可能是先天性心脏病的表现。

口唇发紫是先天性心脏病的表现之一，但并不是所有的先天性心脏病都会有这种表现，只有紫绀型先天性心脏病才会首要表现为口唇发紫，但并不是一出生就有，有的是出生以后一个月才会被发现。肺动脉闭锁的患儿，可能在出生后 3~7 天，就会发现紫绀。有的孩子表现不明显，紫绀只在活动、哭闹时出现。

## * 超声心动图可诊断大多数心脏病

2011 年 4 月，张萍带着孩子来到北京。初次见到孩子的医生就注意到孩子的嘴唇和指甲都微微发紫，这正是先天性心脏病的表现。通过超声心动图的进一步检查，医生发现孩子的肺动脉发育不全，右心室与肺动脉连接的血流通道闭锁，判断孩子为先天性心脏病肺动脉闭锁。孩子的四肢血氧饱和度仅为 64%，远远低于正常值，如果不将闭锁的血流通道打开，孩子将面临着夭折，情况紧急必须立即住院进行手术治疗。

肺动脉闭锁在先天性心脏病中是比较严重的，也叫紫绀型先天性心脏病，就是在正常的右室跟肺之间，应该有的肺动脉没有发育，心脏和肺之间两条大动脉少了一条，导致孩子全身供氧、供血出现极大的问题。这也是患儿会表现出口唇青紫的原因。

超声心动图可以诊断 95% 以上的心脏病。

在自然状态下，如不采取救治，患这种病的孩子 70% 都会在一岁内夭折，随着年龄增长，到七岁左右，大概还剩下 10% 的孩子能存活，活到成年的几乎是少之又少。只有通过手术的方式才能挽救孩子的生命。

## * 心肺手术的搭建复杂而危险

基本的手术方案已经确定，然而就在手术前一天的会诊中，医生通过肺动脉造影发现，孩子的休肺侧支形成，并且肺血管发育极差，远远低于正常同龄儿童的肺血管直径，如果贸然进行根治手术，她的肺动脉可能无法承受右心室射出的血液，反而造成不良的后果。经过反复斟酌，医生决定取消这次手术计划。

专家提示

孩子先天性心脏病的情况相当于两个地方之间本就没有高速公路，只有小路，所以地方很原始，一旦开通高速公路，搭建起缺失的肺动脉，肺脏很可能承受不住突然增多的血流，出现更严重的后果，所以手术不能一次完成。

在搭建肺动脉的同时，为了恢复正常的血流就要把原来的侧支血管用介入的方式堵住，所以是两种方式同时进行。第一次手术后口唇紫青的症状就可以减轻。

## * 先天性心脏病有时可导致脑萎缩

古有婴儿"三翻、六坐、九爬"之说，但是孩子已经一岁多了，却连翻身都不会。开始张萍并没有在意，认为是因为孩子的心脏问题导致她无法完成简单的动作，可就在第一次手术完成后，医生建议孩子检查一下脑部发育状况，结果又令张萍深受打击。检查结果显示孩子出现了脑萎缩的情况，这意味着孩子今后的智力发育会受到影响，那么孩子的脑萎缩是否与她的先天性心脏病有关呢？

紫绀型先天性心脏病有可能导致脑萎缩。如发现先天性心脏病患儿手术后仍发育迟缓，应检查孩子的脑部发育情况。

**专家提示**

先天性心脏病患儿做完手术后，口唇紫青的情况就可以改善，发育也逐渐像正常的孩子靠近。一旦发现孩子发育迟缓，应立即去检查孩子的脑部发育情况，因为紫绀型先天性心脏病的孩子，全身缺氧，大脑细胞也会缺氧，可能会影响脑细胞的发育，甚至会造成脑萎缩。

## * 先天性心脏病与装修有关

2010年初，25岁的张萍如愿地怀上了宝宝，同时，她和老公买的新房也刚刚装修好，可谓双喜临门。于是张萍欣喜地住进了新房。刚入住时，张萍总是能闻到刺鼻的味道，可是新装修的房子难免有一些异味，她也就没有在意。10月怀胎，在这段时间里，张萍装点着新家，准备迎接宝宝的降临。可如今回想起这段住新房的经历，张萍懊悔不已。那么，她住在新装修的房子里，是否和后来孩子的先天性心脏病有着千丝万缕的关联呢？

**专家提示**

先天性心脏病发病的因素很多，首先是遗传因素，如果家中没有其他人有心脏病就要考虑环境因素，像装修以后的二氧化硫、苯、甲醛等，包括一些工业的污染都有可能引起先天性心脏病。所以孕期一定不要急于入住刚装修的新房。其次是一些药物和病毒性感冒、风疹等疾病也有可能造成婴儿的先天性心脏病，所以服药一定要遵医嘱。

## * 胎儿超声是一种筛查先天性心脏病的有效方法

胎儿的先天性心脏病在怀孕的前3个月，就已经形成了，所以预防先天性心脏病，实际上是从妈妈怀孕之后前3个月就要开始抓起了。在妈妈怀孕5～7个月期间，用胎儿超声是可以诊断一些先天性心脏病的。它可以作为一个提示，在孕期发现心脏病，孩子出生以后马上跟心脏外科医生联系，给孩子及时做手术，达到避免孩子猝死，早发现、早诊断、早治疗的效果。

第三十四章

# 咽痛背后的“心”隐情

讲解人：苏丕雄

首都医科大学附属北京朝阳医院心脏中心副主任、心外科主任、主任医师

* 咽部疼痛和冠心病有关系吗？

* 如何判断您离冠心病有多远？

* 冠心病防治有哪些方面需要注意？

　　热胀冷缩是大自然的规律，支配我们体内血管的神经属于植入式神经，不受大脑控制，在感到寒冷时会收缩来保持体温的恒定。这本来是人体的自我保护机制，但是对于老年人来说，血管的收缩容易使原本已经出现粥样硬化的血管发生堵塞，如果发生在冠状动脉，就会出现心绞痛，这时若没能及时认清症状，出现心肌梗死后就会变得非常被动。哪些症状有可能是冠心病的预警？哪些方式可以帮助我们减轻心脏负担？首都医科大学附属北京朝阳医院心脏中心副主任、心外科主任、主任医师苏丕雄为您解答。

## * 咽部疼痛有可能是冠心病在捣鬼

　　秦先生今年 56 岁。一天，秦先生在运动时突然感到咽喉两侧剧烈的疼痛，不得不停了下来，1 分钟之后症状自己消失了。隔了几天那种疼痛感又出现了，3 分钟后，这莫名的疼痛又像以前一样，自己消失了。被忽隐忽现

的疼痛折磨了近2个月的秦先生终于忍受不住了，满心疑虑的他来到了北京朝阳医院呼吸科的门诊，却被告知，有可能是心脏出现了问题。

## 专家提示

冠心病的心绞痛有时会有不同的表现，最常见的是胸前区的疼痛，但有些患者的症状并不典型，像咽喉两侧疼痛、胃部疼痛、肩部疼痛、牙疼等都有可能是冠心病的征兆。

冠心病是血管的冠状动脉粥样硬化，在静止的时候，心脏氧耗就会减少，这时没有症状。一旦开始运动，心脏的供血需求就会增加，而这时冠状动脉又有粥样硬化，出现了狭窄，就会导致供血不能增加，供求的平衡被打破，就会出现症状。当再次停止活动时，需求就会减少，又达到一个新的平衡，症状就会缓解。所以冠心病引发的心绞痛症状有三个特点：第一，疼痛时间比较短，一般在半分钟左右，最长2～3分钟就会自行缓解。第二，容易反复，与运动相关。第三，症状不典型，可发生在身体其他部位，如牙疼。正常牙疼会肿胀、发热，疼痛是持续的，可能会越来越重，而心绞痛可以自行缓解，时间很短、容易反复，没有发热、发烧和肿胀的表现。

防病需警惕，冠心病的疼痛不只发生在胸前区。

## * 三个标准判断您离冠心病有多远

1. 年龄

冠心病患者的发病年龄一般都比较大，冠心病是一种人体机能老化过程中产生的老年性疾病。

2. 是否患有其他基础性疾病

肥胖、高血压、高血脂、糖尿病都会加速血管的老化，加速疾病的发生。

3. 有没有家族遗传

对中老年朋友来说，尤其是有全身基础性疾病或有家族遗传史的人，如果身体部位出现不明原因的反复间歇性疼痛时，要警惕自己是否患有冠心病。

## * 选择药物、支架和搭桥　个体差异需谨慎

冠状动脉粥样硬化性心脏病在不同时期、不同阶段和不同程度的时候，治疗方法不同。加之每个人存在很大的个体差异性，所以即使同样的时期有时也需要不同的治疗方法，常见的是药物治疗、支架介入治疗和外科手术搭桥的治疗。支架介入和搭桥都可以短时期内改善患者的症状，虽然支架介入治疗患者的痛苦要小，但是如果是多支血管出现弥漫性的粥样硬化斑块时，还是要通过搭桥手术来治疗。当前搭桥手术也有了一些新的特点，最大限度减轻对患者的伤害。

## * 心脏搭桥关键词：微创、心脏不停跳、小切口

现在的心脏搭桥术迎来了微创时代，创面比传统的搭桥术小了 1/3 ~ 2/3，在取搭桥血管的过程中也尽量使用腔镜技术，减小伤口，而且整个手术过程中心脏不停跳，其最大的意义在于保留了呼吸功能的完整性。

## * 改善肺部功能有助于缓解心脏压力

众所周知，"心肺不分家"，我们身体里的血液从

静脉流回右心房，由右心房泵入右心室，再由右心室泵入肺部，在肺内进行氧合后进入左心房，再从左心房泵入左心室，最后由左心室泵到全身。这就是心脏与肺之间的交流。因此肺功能的好坏对心脏有着直接的影响，而肺功能不好也有可能是心脏的原因，所以适当地进行吹气球、吹蜡烛等呼吸功能锻炼可以有效地保护心脏，帮助进行搭桥手术的患者及早康复，同时对于普通人来说也是为心脏减压非常好的方式。

## * 控制冠心病需注意血压和心率

心脏重量一般 350 克左右，有一个拳头大小，但是它一直都在工作，我们睡觉的时候它也不能休息，所以它的劳动量是非常大的。冠心病发病是由于心脏供需不平衡，心脏耗能 = 心脏每搏输出血液的量（血压）× 搏动次数（心率）。因此对于老年人来说，控制住血压，心脏的做功就会减少，它的消耗就会降低，就可以有效地减少冠心病发病的情况。另外，心脏做功除了与心脏泵出了多少血有关系以外，还一个重要的影响因素，就是心跳，如果心跳明显加快，也就是心率加快，做功肯定是增加的，心脏耗能也增加。正常人的黄金心跳是每分钟 72 次，婴幼儿心跳一般会高于正常人，而随着年龄的增大，心跳就会减慢，像运动员等一些特殊职业也会出现心律减慢的现象。专家提醒大家，心率的快慢会影响冠心病的发病，正常情况下，老年人静息心率在每分钟 55 ~ 75 次属正常，低于每分钟 55 次，就要去医院进行检查。

第三十五章

# 冠心病的帮凶

讲解人：陈韵岱
中国人民解放军总医院心血管内科主任、主任医师

* 冠心病的帮凶主要有哪些？
* 冠心病的五大症状是什么？
* 硝酸甘油如何缓解冠心病症状？

我们常说的冠心病，全称为冠状动脉粥样硬化性心脏病，是老年人常见的一种疾病。为什么老年人容易患冠心病，哪些因素会成为冠心病的帮凶？中国人民解放军总医院心血管内科主任、主任医师陈韵岱为您解答。

## * 什么是冠心病?

冠心病是由于冠状动脉的内壁出现了粥样硬化斑块，造成血管狭窄或闭塞引起的。一个正常人从出生到死亡是一个自然老化的过程，我们体内的血管也不例外，老化的血管比年轻的血管更容易出现粥样硬化问题。另外，遗传、代谢性疾病等因素也会增加老年人患冠心病的风险。

## * 冠心病帮凶之遗传因素

一般来说，男性在60岁以前、女性在55岁以前出现冠心病都属于早发冠心病。早发冠心病与遗传有很大的关系。有冠心病家族遗传史的人，患早发冠心病的概

率就会增加，这一人群需要对各种冠心病的影响因素严加防范。有糖尿病或高血压等家族遗传史的患者也容易演变成早发冠心病。

现代人由于工作压力、快餐饮食、缺乏运动等原因，常常会过早地出现血糖、血压、血脂的升高，这些也会使冠心病的发病年龄提前。

有冠心病家族史的人，即使很年轻，也需要每年进行一次定期的体检筛查冠心病风险。平时要注意监测自己的血压、血脂和血糖等水平，若发现异常，则需进一步诊断治疗。

## * 冠心病帮凶之高血压

在冠心病患者中，有近一半的人之前患有高血压或同时伴有高血压。高血压与冠心病有着直接的联系。我们的血管表面有一层保护膜，叫内皮层，可以保持血管壁的平滑。长期的高血压会使血液长期刺激血管内壁，让本身很光滑的内皮层慢慢变得粗糙，而血糖、血脂的不正常又会使粗糙的地方容易破损，血液中的沉积物就容易在此处堆积，形成斑块。

正常人的血压控制在 140/90 毫米汞柱以内就算正常，而对于冠心病合并高血压的患者，血压控制标准应在 130/80 毫米汞柱以内，才算正常。长期持续的高血压会诱发冠心病，突然的血压波动并不一定是高血压，要诊断高血压应在一天内不同的时间段测量三次以上，如果血压持续超过 140/90 毫米汞柱才可诊断为高血压。情绪波动也会引起血压的变化，这种变化也会增加患冠心病的风险。

清晨心绞痛是高血压合并冠心病患者的一个典型症

状。凌晨的时候，人的交感神经非常活跃，交感神经一旦活跃之后，就会使心率和血压有一个非常大的波动。正常的情况下，白天的血压都是偏高的，晚上睡觉时，血压就会下降，心率会放慢。但是一到凌晨的时候，血压又开始上升，所以凌晨是变动的交界区，在这种情况下，如果本身血管有问题，那么在这个时间段非常容易突然发病。因此，高血压合并冠心病的患者不适合清晨太阳升起前或者天气寒冷时的户外晨练。

## * 冠心病帮凶之高血脂

血液中的低密度脂蛋白胆固醇过高就会钻到血管的内皮层下，越积越多形成斑块，斑块越积越大，严重的就会造成血管堵塞，如果堵塞冠状动脉就会发生心肌梗死。从血管发生粥样硬化到心肌梗死是一个缓慢的演变过程，正常人可能需要三四十年的时间，而一些有家族史或其他代谢性疾病的人就会让这个过程加速。

正常人的低密度脂蛋白胆固醇应控制在 2.8 以内，而合并有糖尿病等代谢疾病的冠心病患者，尤其是做过支架介入治疗的人应注意低密度脂蛋白胆固醇不能超过 2.0，严格来说，应该在 1.8 左右。另外，高血脂并不是胖人的专利，一些体形苗条的人也有可能出现血脂偏高，多是和体内的一种代谢酶有关。这样的人群，体内产生的代谢酶较少，身体的代谢能力差，血脂进去之后消化不了。用饮食和锻炼控制血脂难度大，必要时需要药物控制。

## * 冠心病帮凶之糖尿病

糖尿病最大的危害是带来大血管的病变，80% 的糖尿病患者最后是因心脑血管疾病去世的。血管内皮层长期浸在血糖值很高的血液里就会变薄，就很容易造成各种炎症细胞的侵入。所以糖尿病合并冠心病患者的血管病变，是整个血管弥漫性的病变，更加可怕。并且，糖尿病合并冠心病的患者症状多不明显，容易发生无痛性心肌梗死，所以应多留心自身的细微变化。

## * 五大症状发现冠心病

（1）劳累诱发。一般都是在运动过程中，甚至饱食后、寒冷后，这些都会诱发冠心病。

（2）胸骨后有隐隐的憋气、气短。

（3）一般持续时间不会超过 5 ～ 10 分钟，如果说几秒或者说半天、一天都很难受，这显然不是冠心病。

（4）运动停止后三五分钟会缓解。

（5）含服硝酸甘油能缓解症状。

一般冠心病患者，五大症状中至少会出现三个以上，而合并有糖尿病的冠心病患者则症状不明显。

## * 服用硝酸甘油应慎重

李女士近来经常觉得胸前区不适，她怀疑自己有心脏方面的问题。一次不适发作时她取了一片硝酸甘油含在舌下，半个多小时后症状消失了。她想，这硝酸甘油竟然真起了作用，难不成自己真的患上了冠心病？

### 专家提示

硝酸甘油进入血液中就会形成一氧化氮，而一氧化氮的作用就是舒张血管，因此，冠心病发作时含服硝酸甘油可以很快地使血管扩张，缓解症状。一般含服硝酸甘油会在 3 ～ 5 分钟生效，如果超过了这个时间感觉症状减轻，则不是冠心病。

硝酸甘油不可随意含服，如果本身血压偏低，含服硝酸甘油之后，血压会更低，掌控不好就会出现虚脱，所以在不了解自身疾病的情况下，一定不要贸然含服硝酸甘油。

第三十六章

# 有性别的冠心病

讲解人：陈韵岱
中国人民解放军总医院心血管内科主任、主任医师

* 为什么绝经后女性冠心病发病率高于男性？
* 补充雌激素可以降低女性冠心病的发生率吗？
* 为什么女性冠心病患者症状多不典型？

据调查显示，女性在绝经期前冠心病的发病率要低于男性，而随着年龄的增加，女性的冠心病发病率逐年增高。并且，女性冠心病患者症状多不明显，甚至会和更年期症状混淆。为什么会出现这种现象？中国人民解放军总医院心血管内科主任、主任医师陈韵岱为您解答。

## * 绝经期后的女性是冠心病发病的独立危险因素

女性一旦停经之后，身体内会发生明显的内分泌紊乱，或者说代谢紊乱。在冠心病的危险因素中，除了遗传因素，高血压、高血脂和高血糖实际上都可以归纳为代谢问题。女性在绝经之后，体内的代谢水平多方紊乱，出现血压、血脂、血糖方面异常的概率要比绝经前大幅升高，所以会出现冠心病，包括心脑血管疾病暴发，应该引起关注。

## * 女性绝经前体内雌激素可以保护心血管

绝经前后女性最大的体内差异是雌激素水平的变化，所以在绝经前，女性体内的雌激素对于血管各方面的保护有一定的作用。但是对于患有高血压、高血脂、糖尿病或者有家族遗传史的绝经前女性，代谢紊乱已经出现，雌激素的保护作用就会消失。

虽然雌激素对血管有保护作用，但补充雌激素并不能降低心血管事件的发生率。科学界在发现女性绝经前后冠心病的发病率有明显的差距后，也做了非常多的补充研究。研究发现，外源性的补充雌激素只有助于缓解更年期症状，并不能降低心血管事件的发生率，过量补充反而会增加患肿瘤的风险。所以不能过度夸大雌激素的保护作用，而是应该关注一旦雌激素明显降低之后带来的危害性。

雌激素该不该补应通过专业的测试来决定。先去测自身的雌激素水平，再根据自己可能出现的多汗、情绪波动等一些更年期症状，在妇产科医生的指导下适当补充。像豆制品等一些食物中含有的类似雌激素的植物性雌激素可以适当补充，但不会有药物疗效。

补充雌激素并不能降低心血管事件的发生，补充雌激素应在医生指导下进行。

## * 抑郁、焦虑等情绪也会引起冠心病发病

绝经后的女性往往容易紧张、情绪激动。这个时期的女性社会压力较大，扮演着母亲、女儿、儿媳种种角色，这些构成了女性在这个年龄段发病的应激因素，会引起应激性血管反应，同时女性和男性比起来，她的血管直径要比男性细一些，更容易发生危险。

## * 女性冠心病患者症状易与更年期症状混淆

55岁的王女士最近做家务时常感到疲惫、腰背酸痛、上下楼梯时浑身乏力，有时甚至会出一身汗。王女士觉得可能是年轻时过度劳累留下的后遗症，并没有太在意，稍做休息，症状消失后又开始忙这忙那了。然而两个月后的一天，闲不住的王女士却倒在了自己家里。导致她倒下的原因，竟然是心肌梗死。

### 专家提示

绝经期后的女性除了情绪改变外，还经常有莫名的气短、心慌，这种气短、心慌很可能被误认为是更年期的表现。女性冠心病患者常常不是表现为典型的运动后胸骨的压迫感，几分钟就好，有的时候持续时间比较长。有的还会放射到左臂，有的时候牙疼，还有头晕。因为更年期的症状也非常多，加上平时检查的时候，又发现心电图和血压也都没问题，病情常常被忽视。

## * 疑似冠心病患者门诊时应带齐两份心电图

在门诊时，最好能带齐两份心电图。首先要有一份平时没有发作的、没有症状时体检的心电图，另外还要一份正在发病时的心电图。两份心电图时间不同，动静对比，有助于医生迅速地判断病情。

## * 女性更容易出现冠状动脉微循环血管病变

张阿姨 10 年前查出患有糖尿病。近来，她觉得胸部时常有堵闷疼痛的症状，于是怀疑自己患了冠心病，可是，她的 CT 检查结果显示冠状动脉并无异常，冠状动脉造影结果也显示三大主干上并无粥样硬化斑块。但是张阿姨确实在运动甚至休息时出现了心绞痛的症状，最终检查发现，张阿姨的症状是由于冠状动脉微循环血管出现了功能障碍。

### 专家提示

像张阿姨这样，三根冠状动脉大血管没有问题，微循环血管出现了功能障碍，又出现了典型的心绞痛的，属于冠心病里的单独一类，叫 X 综合征。

正常人的微循环血管直径在 500 微米以下，而各种原因造成的血管痉挛又会使它们的直径缩到不足 100 微米。女性的血管天生要比男性细，更容易出现痉挛，所以在治疗女性冠心病时，会增加缓解痉挛的药。

## * 静息心电图波段异常不一定是冠心病

赵女士的丈夫一年前查出冠心病，这让赵女士也格外关心起自己的健康状况来。几天前体检时，她发现自己的心电图 ST 波段出现异常，感到非常震惊，莫非自己也患上了冠心病？可是其他检查各项指标都没有问题，而且自己也没觉得哪不舒服。于是赵女士专程来到医院，做了一个平板试验，试验结果也出现阳性，身体一向健康的赵女士真的患上了冠心病吗？

**专家提示**

赵女士在安静时的心电图已经出现异常，再做平板运动试验可靠性就降低了，并且静息心电图 ST 波段异常也不一定是冠心病，应结合之前的心电图进行对比。

## * 心肌灌注检查可以通过血管功能诊断冠心病

心肌灌注检查可以看到冠状动脉的主干负责的区域有多大，如果病变在血管分叉部位，通过心肌灌注检查，可以看到堵塞血管负责的那一片区域有没有缺血。心肌灌注是功能性的评估，能看到血管的作用，对于一些静息心电图 ST 段波动异常的患者，如本身患有代谢性疾病，可直接推荐做心肌灌注超声检测，通过评估血管功能，诊断是否患有冠心病。

第三十七章

# 畅通生命的"心路"

讲解人：聂绍平
首都医科大学附属北京安贞医院急诊危重症中心主任、主任
医师

\* 为何季节交替时心肌梗死多发？
\* 心绞痛与心肌梗死间有何关联？
\* 突发心肌梗死的黄金治疗窗口是什么？
\* 什么是药物洗脱支架？

冠心病、心绞痛、急性心肌梗死，如何在有效时间得到救治？我们如何发现心肌梗死发出的预警？首都医科大学附属北京安贞医院急诊危重症中心主任、主任医师聂绍平带您走出心肌梗死的阴霾。

## \* 冠状动脉有三根　一旦堵塞后果严重

心脏共有三根冠状动脉，是维持心脏供血的关键。一旦血管发生堵塞甚至完全闭塞，就有可能发生心肌梗死。冠状动脉包括左冠状动脉和右冠状动脉。左冠状动脉分出左前降支和回旋支。一旦其中任何一支发生堵塞，都有可能发生心肌梗死。

## \* 季节交替多发心肌梗死

总体来说，冠心病发病率跟季节有关系，一般秋冬

多发。例如，季节交替时气压变化较大，突然变热或者变冷，与心肌梗死发生有一定关系。尤其是寒冷刺激是一个诱因。因为天气寒冷时，血管收缩，血压就会升高，血管壁上的斑块容易脱落，堵塞冠状动脉就容易引发心肌梗死。

## * 新发现心绞痛患者 30% 会在三个月内发展为心肌梗死

一般来说，心绞痛与心肌梗死的疼痛实际上是相近的。心绞痛并不是绞痛，这是早期医学名词翻译的结果。典型的心绞痛主要部位是胸骨后面，不一定很偏左或者很偏右，大概巴掌大小的范围，表现为一种压迫感、紧缩感，或者所谓的压榨样的疼痛，疼痛可以放射到左肩部、左臂或者后背。当然，部分患者表现并不典型，例如，可以表现为嗓子发紧或者牙痛，甚至还表现为上腹痛，类似胃痛。

心肌梗死的预警症状很多：第一是疼痛性质，如平时有心绞痛发作，突然出现持续时间较长的压榨性疼痛，可能提示心肌梗死。第二是全身症状，包括胃肠道的症状，如恶心、呕吐等。然而，并不是所有的心肌梗死发生之前均有先兆，部分患者表现为猝死，往往没有常见的早期预警信号。

## * 突发心肌梗死后 12 小时内是黄金治疗窗口

急性心肌梗死有一个黄金治疗窗口，一般是在发病后 12 小时内。如果在这个窗口内能够及时手术、开通堵

心绞痛是心肌梗死发生之前最常见的表现，患者一般表现为胸骨后压迫、紧缩甚至濒死的感觉，或者有压榨样的疼痛，疼痛可以放射到左肩部、左臂或者后背。部分患者出现非典型症状，如牙痛、上腹痛等。新出现的心绞痛在三个月内有 30% 的概率发展成为心肌梗死。

塞的血管，往往能获得满意的效果。有一个口号是"时间就是心肌，时间就是生命"，强调心肌梗死需早期介入治疗，而且越早越好，效果与时间非常密切。

心肌梗死发生的时候，在血管堵塞之后，部分心肌很快出现坏死。如果在此期间尽快开通血管，仍能挽救部分心肌。就像庄稼地一样，一旦没有水源，庄稼可能有很多都坏死了，但还有一部分是存活的，我们一般称为冬眠心肌。在这种情况下，即使手术晚一些，仍可以挽救这部分心肌。

心肌梗死患者送到医院后，一般首先采取抗血栓治疗，然后进行支架介入治疗；如果不能在 2 个小时内送到医院做支架介入治疗，可以考虑先溶栓治疗，然后将患者及时转运到有条件的医院，进行支架介入治疗。

## * 药物洗脱支架是什么

支架从 1987 年开始用于人体，早期称为裸金属支架，也就是说，只有金属结构，逐渐发展到今天的药物洗脱支架。目前，全球绝大多数使用支架介入治疗的患者使用的都是药物洗脱支架，即在支架表面有一层药物，药物在支架置入人体之后持续释放 1 ～ 3 个月，从而达到防止支架内再狭窄的目的。早期的裸金属支架置入后再狭窄的发生率可达 40% ～ 50%，目前最好的药物洗脱支架置入后再狭窄率已降到 1% ～ 2%。

如果患者年龄特别大或者有糖尿病，血管条件比较差，则不适合置入支架。另外，由于支架介入治疗后需要长期服用抗血小板聚集的药物，像阿司匹林等，因此，如果存在慢性胃病、消化道出血以及肾功能不全等情况也不适合置入支架。

第三十八章

# 解除"心"危机

讲解人：甄文俊、欧阳小康

甄 文 俊 北京医院心血管外科主任、大外科教研室主任、
主任医师

欧阳小康 北京医院心血管外科副主任、副主任医师

* 高龄老人可以做心脏搭桥手术吗？

* 何为心脏搭桥手术？

* 搭桥手术后有何注意事项？

胸口憋闷小症状，高龄老人陷危机。化解危机，救治又能否顺利进行？如何才能保护好血管，远离疾病的致命侵袭？北京医院心血管外科主任、大外科教研室主任、主任医师甄文俊，副主任、副主任医师欧阳小康带您找到答案。

## * 左主干狭窄、钙化 支架手术难度大

年近八旬的刘先生因为发作急性心肌梗死不得不进行心脏搭桥手术。通常大家都认为一旦得了心肌梗死放个支架就可以救命，但为什么对一位年近八旬的老人反倒要采取搭桥手术呢？

### 专家提示

刘先生的病变是在心脏3根血管的三岔口，既有狭窄又有钙化。狭窄部位是在冠状动脉的最主要左主干的一

个主要分支——前降支，病变的部位正好是在三岔口。对这样的病变，放支架的做法第一从技术上难度很大，第二风险也比较高。钙化是随着年龄增长，动脉壁发生的一种硬化，就像是生石灰，又硬又脆，如果在这个地方放支架，难度大、风险高、效果差，所以更适合搭桥。

左主干在心脏中起至关重要的作用，如同交通系统的主干，一旦瘫痪就将一发不可收拾，如果冠状动脉左主干狭窄超过50%，血管又存在钙化的情况，就需要考虑心脏搭桥手术。

## * 老年人搭桥手术风险大

医生通过了解得知，刘先生的情况比较复杂，有30多年的高血压病史，还有糖尿病、高血脂和轻微的脑梗塞，而在检查的时候又发现刘先生还有危及生命的室颤。这些基础疾病无疑给手术增加了更大的难度，而此时他的家属也开始犹豫要不要做这个手术。挽救刘先生的搭桥手术还能否进行？

### 专家提示

对高龄的老年人来说，做心脏手术是一个很大的挑战。如果退回20年前，给70岁以上的人做心脏手术，那简直不现实。手术的难度在于：第一，老年人重要器官的储备功能差，所以要把各个器官的功能调整好，否则术后可能会出现呼吸衰竭、肾功能衰竭，甚至心功能衰竭。第二，老年人的血管有很多的钙化，也会给手术带来风险。但是实际上，做开胸手术的危险比做支架手术的危险还要小一些。

## * 搭桥手术只能用自身血管

搭桥手术只能用自身血管。医学界也进行过尝试，试着用各种人工材料代替自身血管。但实践证明，像心脏中这么细小的血管，在血流量比较小、流速比较缓慢的情况下，非常容易发生堵塞，用别人捐献的血管也只是短期维持，时间长了会有排异反应，很快就会再次堵塞，效果也不好。在目前的情况下，能用的搭桥材料只能是患者自体的血管。至于是否能通过生物工程的方法，拿自己的血管在体外进行培养，培养出一段新的血管去进行心脏搭桥，在不久的将来也许能实现，但是目前只能用自体的材料，最常用的是大隐静脉。

## \* 怎么来保护大隐静脉

保护我们的静脉血管其实很简单，首先要预防静脉曲张的发生，久坐、久站的人可以穿静脉曲张袜来防止静脉曲张的发生。其次要防止摔倒，以避免静脉血管的破损。

大隐静脉是双腿上非常长的一根血管，从内踝经大腿内侧，一直到大腿根部。大隐静脉怎么保护呢？第一，避免发生静脉曲张，如果得了静脉曲张，血管就变得又粗又厚又弯曲，不能用作搭桥材料。预防静脉曲张不能长久地站立，从事长期站立工作的人员，可以穿戴长筒的弹力袜，防止静脉曲张。第二，要保护好腿，不要受外伤，因为血管位于浅表，可能一碰就断。

## \* 避免不必要的静脉输液

尽量避免不必要的输液，如果不得不输液，尽量在上肢进行输液，还尽量避免在同一根血管上反复输液，以防止血管闭塞情况的发生。

静脉输液有的时候输在手上不方便，经常选择足部或者是腿做静脉输液，这样就有可能造成大隐静脉闭塞。此外，因为有一些药物刺激性比较大，如常用的脂肪乳，还有某些含钾比较高的液体，如果从静脉输液就有可能刺激静脉的内膜增生、增厚，最后完全闭塞。所以，如果输刺激性药物，一般选择大静脉做穿刺，否则容易造成周围静脉的闭塞。如果血管长期输液，就有可能造成这种情况。如果反复在手上的同一根血管输液，很可能以后这根血管就会变硬，发生闭塞。在治疗过程中，有些刺激是不可避免的，但可尽量选择上肢输液，保护下肢血管。

## * 科学技术发展　搭桥手术不再是难题

如果患者出现心脏的问题，经过检查不适合药物治疗，医生的介入治疗通常是利用支架。需要做冠状动脉搭桥外科手术的患者，医生会根据个体的情况，进行全面的身体评估。如果医生觉得手术的风险比不做手术的风险要小，肯定会选择手术，这样能够提高患者的生活质量，能够延长病人的寿命。对患有冠心病的老年人，如果不适合吃药和放支架，还是要选择冠状动脉搭桥，尽管有风险，但是随着外科技术、麻醉技术和术后监护技术不断的发展，给老年人，甚至是高龄老人做手术已经不是一件很可怕的事情了。实践已经证明，给80岁以上的老年人做搭桥手术，患者可以获得很大的利益。

## * 揭开搭桥手术的神秘面纱

搭桥时医生首先需要一个放大镜眼镜，是根据医生的视力、瞳孔、瞳距定制的，使医生能把血管看得非常清楚，损伤也会减小到最低。医生手术的工具包括镊子、针尺、针，针和线就像头发丝一样，甚至还要更细。腿上有两套静脉系统，因此取出大隐静脉后，深静脉系统还可以起到血液回流的作用，对人体是没有影响的，只需要把血管结扎好就行了，腿上伤口愈合后仅会留下一道伤疤。用来缝合切口的线很滑，一根血管连续缝15～20针。医生缝血管的时候要求一是不能漏血，二是必须保持通畅。大部分冠状动脉直径在1.5～2毫米。该手术对医生的要求非常高。

心脏搭桥手术发展到现在已经半个多世纪，技术上比较成熟，而且给高龄老人做手术已经可以实现。

## *搭桥术后患者应坚持"ABCDE"原则

搭桥手术之后，患者的康复有一个过程，确实还要注意很多事情，简单总结是"ABCDE"原则。

A是搭上桥以后要吃阿司匹林。阿司匹林的作用主要是防止血液黏稠度太高，不让血液凝固，这样就可以保持桥血管相对通畅。

B是很好地控制血压，用β受体阻滞剂类的降压药。因为血压高也是造成动脉硬化、冠状动脉硬化和狭窄的重要因素。

C是要控制血脂，降低胆固醇。降血脂的药一般是用他汀类药物，但是血脂不高不一定要用。

D是如果有糖尿病一定要控制好。糖尿病可以通过饮食来控制，如果更严重的话，也可以通过口服药，甚至打胰岛素把血糖控制好。不控制好糖尿病，以后再发心绞痛的可能依然存在。

E是运动。一般老年人要做一些有氧运动，如慢走、慢跑或者是一般的散步，但是要以不累为原则。

为了防止术后桥血管堵塞，一定要坚持"ΛBCDE"原则，具体来说，坚持每日服用阿司匹林来防止血管堵塞、每日服用β受体阻滞剂类的降压药控制血压、血脂高的朋友需要服用他汀类降脂药、有糖尿病的患者要用降糖药控制血糖；另外，还要坚持做一些不剧烈的有氧运动，如慢走、慢跑、散步。

第三十九章

# 时间就是心肌

讲解人：吴其明

首都医科大学附属北京地坛医院心内科主任、主任医师

* 心肌梗死的典型症状有哪些？

* 心肌梗死的高危因素是什么？

* 如何自测冠心病危险因素？

严重的疾病是否早有征兆？糖尿病、吸烟，基础病碰上不良的生活习惯，给心脏增加了怎样的负担？判断冠心病的危险因素，您是否也在高危人群之列？北京地坛医院心内科主任、主任医师吴其明讲述危情时刻如何应对，怎样远离急性心肌梗死的威胁。

## * 心肌梗死引发室颤直接威胁生命

2011 年 2 月 15 日晚上 8 点 48 分，52 岁的李先生被急救车送到地坛医院急救中心，患者的意识已经不太清楚，心电图提示其前壁大面积心肌梗死，血压为130/70 毫米汞柱、心率高达 108 次 / 分。抢救过程中，李先生突发室颤，经过除颤后，医生们通过冠状动脉造影发现，李先生的前降支，也就是心脏最重要的血管闭塞了，里面还能看到血栓，用球囊扩张以后又安放了支架，患者的症状才得以改善。从李先生进入医院急诊室到血管被开通，用时 50 分钟。李先生手术后被送往 CCU 病房观察监护，他的心率平稳，生命体征良好。

**专家提示**

　　李先生发生的情况叫作室颤，医学上叫心室纤颤，也就是心肌细胞快速、不均匀地乱颤，导致没有血从心脏排出，人的大脑、心脏本身及全身的主器官都没有血液供应。这种情况如果持续 4～5 分钟的话，人的脑组织会受到不可逆的损伤，脑组织损伤后再持续几分钟，人逐渐就过渡到生物学死亡的状态。室颤是在心肌梗死背景下的一种心律失常，在这种心律失常下，心脏相当于停搏，心脏没有供血，如果不立刻纠正，患者随时可能死亡。

## * 心肌梗死的典型症状

　　李先生在急性心肌梗死的前几天一直忙于照顾生病的父亲，不光身体上奔波劳累，因为担心父亲的病，心理压力也很大。他时不时地感觉到后背隐隐作痛，以为是累的，休息休息就没事了，可没想到在 2 月 15 日的聚会中突发急性心肌梗死，由于他及时地被送往就近医院抢救，保住了性命。

**专家提示**

　　心肌梗死典型症状主要是持续的胸痛，但是在心肌梗死发生前会有一些前期症状，这种先兆多半也是心绞痛的症状，或者是心绞痛的等同症状，它的特点跟心绞痛差不多，但持续时间比较短，这种信号往往被人忽视。疼痛的部位也不见得一定就是心前区，有可能是上腹痛、后背痛、左上肢疼痛、左侧的肩膀疼痛等。

## * 咽痛、上腹痛可能是心肌梗死来袭

在心肌梗死的众多症状中，有个特殊的情况是咽痛，很多心肌梗死患者的前期症状，就是咽部的压榨性疼痛、嗓子疼。另外，还有一些患者表现为上腹痛，有的患者本身有溃疡病史，溃疡病发作时也经历类似的疼痛，一旦心肌梗死发生，上腹痛时会误认为是溃疡病、胃病，自己服用一些治疗胃病的药，结果往往耽误病情。

## * 心肌梗死的急救

突发心肌梗死，最主要的急救措施是呼叫急救车，如果患者情况严重、心跳停止，旁边有受过急救培训的人员，建议为患者做心肺复苏及人工呼吸。但是如果没有受过培训的人员，医生建议还是不要自行做胸外按压，如果用力过猛会造成胸骨、肋骨骨折，骨折一旦造成内出血，对患者影响更大。此时，不要给患者含服药物，因为即便是硝酸甘油，也不能缓解心肌梗死带来的疼痛。

## * 心肌梗死的高危因素

经过问诊，医生得知李先生患有糖尿病多年，而李先生却一直不在意，从没有刻意控制病情并且有 20 多年的吸烟史。就在李先生急性心肌梗死发作的当晚，他与家人、朋友聚会喝了酒，那么他多年的吸烟史、糖尿病以及发病前的饮酒是否促使了他急性心肌梗死的发作呢？

专家提示

吸烟是 45 ~ 60 岁男子猝死最重要的危险因素，在预防冠心病中，吸烟是可以纠正的危险因素之一。

糖尿病本身可以造成微血管病变和大血管病变，也是形成冠心病的主要原因，有60%的糖尿病患者最终死于心血管疾病。

## *自测冠心病危险因素

（1）高血压1分；

（2）高脂血症1分；

（3）肥胖1分；

（4）糖尿病1分；

（5）曾经出现过心绞痛症状3分；

（6）近期出现过后背或上腹部的疼痛2分。

如果测试结果在3分以上，提示您已经是有可能患冠心病的高危人群，应该随时关注身体的变化，必要的时候前去医院进行排查。

## *排查冠心病的方法

首先要做常规的12导联心电图和运动实验，必要的时候做64排螺旋CT以及心脏的核素扫描等。有很多检查方法可以把病情检查清楚，能够及早地发现冠心病到什么程度、是否有严重的血管狭窄、是否有不稳定的病变或者斑块等，能够得到及时的治疗。

冠心病的危险因素包括高血压、高脂血症、肥胖、糖尿病、曾经出现过心绞痛症状、近期出现过后背或上腹部的疼痛。

第四十章

# 小药丸解"心"愁

讲解人：吴永健

中国医学科学院阜外医院冠心病中心副主任兼任 22 病房主任、心脏内科学主任医师

* 硝酸甘油保存时要注意哪些方面？
* 硝酸甘油服用时有哪些注意事项？
* 硝酸甘油与速效救心丸有何区别？

心脏病发作时，时间就是生命，急救药一旦无效就会延误治疗危及生命。那么该如何使用心脏病的急救药？中国医学科学院阜外医院冠心病中心副主任兼任 22 病房主任、心脏内科学主任医师吴永健为您解答。

## * 硝酸甘油的保存

任何药都有有效期，硝酸甘油的有效期则更为重要，因为它是急救药。硝酸甘油是 1847 年由化学家索布雷洛发明的一种危险性极高的油状透明液体，在 50℃ 左右的温度下或者是从 1 米高的地方落地就会爆炸。之后诺贝尔发明了一种使硝酸甘油稳定的方法，再后来医学上把它制成了扩张血管的药，研制成硝酸甘油片剂，用作扩张血管。硝酸甘油经过舌下静脉丛迅速进入血管，释放一氧化氮，调节平滑肌收缩状态，引起血管扩张。硝酸甘油的有效期是两年，但是在某些情况下，可能会更短。硝酸甘油见光或在高温的情况下易分解。

硝酸甘油一定要随时带在身上。硝酸甘油应置于棕色玻璃瓶内，尽量避开光线，不能放在温度高的地方。携带的时候一定要放在内侧衣兜里，这样避光效果更好。同时，应该拿起来比较方便。保健盒可有效防止硝酸甘油在保质期内失效。保健盒是硬塑料材质的，实际上一定程度上也能够使药物不和身体直接接触，避免体温使药的温度升高。保健盒的设计，外边一个盒，盒里边有几个不同的小瓶子，这样既能够隔光，又能够隔温。买药的时候，患者在瓶子上用笔标记生产日期，过了保质期要更换。药并不是很贵，但如果不起作用，那就会危及生命。

## ＊硝酸甘油应舌下含服

硝酸甘油微苦、稍凉，舌下含服有利于迅速吸收。我们吃的东西首先要经过食道，进入胃、十二指肠，再进入小肠才能吸收，吸收后进行肝脏代谢，最后才能进入身体起作用，这个过程需要半个小时到一个小时。放在舌下含服，舌下的黏膜可以吸收药物，唾液也会使药分解得更快，通常 2 ～ 3 分钟就能起作用。还有一种新的硝酸甘油喷雾剂，把硝酸甘油做成液体喷到口腔里，这样吸收的地方就不仅仅是舌下，而是口腔所有的黏膜都会帮助吸收，起作用的时间会更快。

## ＊硝酸甘油与速效救心丸的区别

老王今年 60 岁了，为了防止心肌梗死的发生，在家预备了硝酸甘油和速效救心丸。一天，老王觉得自己胸口憋得慌，非常难受，意识到自己可能是心脏病，立即找来了硝酸甘油含服，但是 5 分钟过去了，疼痛感并没有消失，紧接着又含了一片，症状还是没有缓解，于是服了 5 粒速效救心丸，这时症状才开始慢慢地消失。有了这次经历之后，老王觉得还是老祖宗的东西好用，家里就只备有速效救心丸了。那么真的是硝酸甘油没有速效救心丸药效好吗？

**专家提示**

缓解心绞痛最有效的两种药物，一是硝酸甘油，二是速效救心丸。一般来说，心肌缺血引起的心绞痛，硝酸甘油应该作为第一用药，因为它的疗效明确，作用时间比较快，也是根据疾病的发病机制设计的药物。速效救心丸是中国传统医学长时间应用的结果，多年的临床实践证实也非常有效，它可以缓解任何胸痛症状。

如果硝酸甘油不起作用，一是硝酸甘油可能失效了，二是患者可能并不是真正的心绞痛。在所有的胸部不舒服的患者中，有 50% 都不是真正的心脏病。假如不是心脏病，硝酸甘油是没有作用的。

不是每一种心脏病发作都要用硝酸甘油，硝酸甘油仅仅是缓解心绞痛、心肌缺血的。如果是心动过速，硝酸甘油就不会起作用，需要静脉注射药物，才能终止心动过速。在自救的同时，应该同时去联系 120 急救系统，因为自己的判断不一定是正确的。

## \* 高血压的急救

当血压快速升高的时候，应该快速把血压降下来，这时候得用心痛定等类的药物。因为像心痛定这种钙离子阻滞剂类的降压药不像硝酸甘油片剂一样剂量小，能很快被溶解吸收，为了让降压药更快地发挥药效，起到迅速降压的效果，我们可以将药片碾碎，然后放入舌下含服。一次发作之后，最好到医院做进一步的检查。

第四十一章

# 管住你的"心"

讲解人：吴永健
中国医学科学院阜外医院冠心病中心副主任兼任22病房主任、心脏内科学主任医师

\* 心脏病患者怎样掌握服药规律？
\* 如何了解自己的血压变化，合理用药？
\* 正确降低血脂有何方法？

心脏病的服药效果因人而异，患者如果没有掌握自己的用药规律，不能正确地服药，不仅无法控制病情，反而会造成严重的后果。那究竟如何正确服用药物呢？中国医学科学院阜外医院冠心病中心副主任兼任22病房主任、心脏内科学主任医师吴永健为您解答。

## \* 用药规律须掌握

老刘患有心脏病几乎全公司的人都知道，因为老刘经常发生心绞痛，大家见到他都会问，"今天你吃药了吗？"他也是一天三顿依照医嘱按时吃药，但是他的心绞痛并没有因为他每天三顿吃药就减轻，依然会在早上起床后准时发作。老刘不明白，自己吃的这药怎么就不起作用呢？

**专家提示**

吃药必须与疾病发作的时间相吻合，医学上称为时

间生物学。很多患者都是早上6:00～7:00发病,虽然之前在常规时间吃了药,但实际上前一天吃药,第二天早上起来身体内是没有药的,即上一次药效已经过去,下一次药效还没有顶上来。这个问题其实很容易解决,患者只需把早上服药时间提前即可。若患者通常为早上7:00犯病,那么在早上6:00醒来时便马上服药,即可有效防止心脏病发作。

心脏病用药较其他病症涉及的剂型要更多。如在急救时刻,硝酸甘油药效较短,仅能发挥几分钟作用,另一种缓释制剂则是放在胶囊中,缓慢地释放,平均释放时间达24小时,因此药物24小时都会存在身体里。但身体里24小时持续保持存在药物状态的话,等到第二个24小时,药效就会下降,也就是身体会产生耐药性,如果此时再服用药物,药效会减弱甚至没有药效。针对这种情况,有一种药物药效持续时间为17个小时,剩下的7小时身体里没有药物,可以帮助恢复药物的作用。当然,在实际用药过程中,药量应根据情况进行调整,如果患者在一段时间里反复发病,则应该24小时全覆盖。为了避免耐药,可以选择逐渐增加剂量或者两药同用,度过不稳定期。心脏病发病是非常有规律的,掌握了规律,用药就能立竿见影。如早上8:00用药,当天都有效果,则说明药物很好,起到了作用。但是同样是一天一次的药量,根据发病的规律发现,更多的是后半夜犯病,患者可以改为在晚饭的时候服用,在第二天上午不犯病的时候,身体可以减少耐药性。

## * 服用降压药应先了解血压变化规律

每个人在一天中的血压有很大的波动,90%的人早上血压偏高、下午较低，剩余 10% 的人则下午血压较高。很多治疗高血压的药物药效发挥时间短，如恰好于血压低时服用降压药，则降压效果明显，但当血压真正高的时候，却没有药物的控制。这样会导致血压大幅度起伏，使患者感到非常不舒服，甚至造成脑出血的严重后果。因此，服用降压药也要了解血压变化的自然规律，把药效放在应当发挥作用的时间段。

此外，对所有的高血压患者来讲，血压的自我监测非常重要。患者可以每天分成几个时间段自测血压。另外，也可以到医院做 24 小时血压监测，准确地了解自身的血压变化规律，这对于指导用药有非常重要的意义，尤其对于长时间高血压或是合并心脏病的患者，24 小时的动态血压，应该作为常规的监测手段。

## * 降脂需首先关注胆固醇

胡先生因为一次心绞痛到医院就诊，在血液检查指标中发现自己的甘油三酯高出了正常值 3 倍，但胆固醇处于正常水平。医生告诉他需要降胆固醇，于是给他开了他汀类降脂药，胡先生不明白，为什么胆固醇正常，甘油三酯高，却还要降胆固醇呢？

### 专家提示

治疗心脏病的过程中，除了血压，血脂是另一个需要特别关注的问题。血脂控制不好，可引发动脉硬化，进而导致心脏病或脑血管病。故而为了减少心脏病的发生，应将血脂降下来。

甘油三酯和胆固醇合称为血脂，但这两者对身体的影响是不一样的，胆固醇对身体的危害要远远大于甘油三酯。因此，降血脂要首先控制胆固醇，以降低胆固醇为主。现在降低胆固醇的药物，也有降甘油三酯的作用。假如吃了降低胆固醇的药物，但是甘油三酯依然很高，可以考虑同时用降低甘油三酯的药物，但是两个药物同时使用要注意用药安全。

## * 利尿剂的服用

对一个心力衰竭的患者来讲，运动是必须的，但要在保证不加重心脏负担的前提下进行。如果身体有太多的水分都在血液中，心脏要用劲把它打出来，心脏的负担就会增加。利尿剂的作用就是把体内多余的水分排出，减少心脏的负担。平时我们都说多喝点水，对身体健康，但是对心力衰竭的患者来说，多喝水并不是好事，因为喝进去的水分无法排出体外，若想排出只能靠服用利尿剂。

当人体内的水分增加、心脏负担加重时，会引起两个危害。一是引起心力衰竭症状，如心慌气短，以及水无法排出造成的腿肿。二是长时间的心脏负担增加，会加重心脏的损伤。患者隔两三天称一称体重，如果发现在两三天内体重增加了三四斤甚至更多，超过正常体重增长速度，就说明水没有排出来，此时一定要遵医嘱服用利尿剂。也可以用皮尺量小腿，看看是否腿围增加，来确定需不需要用利尿剂。

## * 长期服药须先排除毒副作用

服用常规的药物，首先考虑它的毒副作用，其次考虑它的有效性。心脏病和脑血管等疾病须终身服药，因此要关注长时间服药的安全性。一般须定期到医院检查药物对肝脏和肾脏的损伤或者对血液本身的影响。如果药物存在毒副作用，就必须更换药物。一般情况下，三个月到半年查一次肝肾功能即可，尤其在最初开始服药的时候，有些毒副作用可能很快就会出现，如果半年后检查发现药物使用安全，对身体的影响不是很大，以后可适当延长检查的间隔时间。

第四十二章

# 警惕"心"病再登门

讲解人：吴永健

中国医学科学院阜外医院冠心病中心副主任兼任 22 病房主任、心脏内科学主任医师

＊支架术后如何排出造影剂？

＊支架术后如何恢复？

＊支架术后怎样运动？

冠心病患者通过支架介入治疗、搭桥手术有了新生。那做完手术，就能高枕无忧了吗？术后究竟有什么注意事项呢？中国医学科学院阜外医院冠心病中心副主任兼任 22 病房主任、心脏内科学主任医师吴永健，为您术后的预防指点迷津。

## ＊术后饮水排出造影剂

李先生在一次检查中被发现心脏右侧的冠状动脉出现了 90% 的狭窄，因此在医生的建议下，接受了支架介入治疗。医生告诉李先生，由于在做支架时会被注入造影剂，因此要在下手术台后的 24 小时内喝大量的水来帮助造影剂的排出。可是，李先生总觉得白开水有一股怪味道，所以从来不喝白开水，因此在手术后他喝了大量的饮料。那么对于像李先生这样不爱喝白开水的人来说，饮料是否可以排出体内的造影剂呢？

专家提示

　　对于这些冠心病支架介入治疗以后的患者，喝水的目的是要把治疗过程中使用的造影剂尽早地排出体外。并不是说只能喝水，而是喝什么都行，只要是喜欢喝的就行，可以喝稀粥，也可以喝饮料。但一定要看自己的身体情况，如果是一名糖尿病患者，那就不能喝糖分很多的饮料。

## \* 术后的复查与生活方式

　　经过桡动脉放支架的冠心病患者在术后 2 ～ 3 小时就可以下地活动；经过股动脉放支架的患者也可在卧床 12 ～ 24 小时后适当运动。另外，术后早期的运动可减轻由于卧床时间过长出现的下肢静脉血栓等症状。心脏病做完了支架介入治疗以后，是最需要进行管理的。冠心病患者术后的复查是十分重要的，要从观念上重视起来。术后 1 个月血栓的发生率是比较高的，而在接受介入治疗后，所服药物的副作用也会在 1 个月里出现，因此患者在出院后的半年，每月复查一次是很重要的。复查在以后就变成一个常规项目。除了复查之外，良好的生活方式在二级预防里也起到了重要作用。冠心病患者在术后要注意自己的生活方式，不要大吃大喝、吸烟喝酒，以免导致血管的再次狭窄；另外，接受治疗后的冠心病患者还要注意调整心态，多与人沟通，以免产生不良情绪，导致病情加重。

## \* 术后运动的注意事项

　　赵女士在半年前接受了心脏支架介入治疗，出院后赵女士除了在饮食上保持清淡外，每天早上还会在自己家楼下跑上几圈。可是随着天气慢慢变冷，赵女士渐渐觉得跑步后不像之前那样有轻松的感觉，反而觉得很累，还有些喘不上气来，这时她开始怀疑是由于自己不适当的运动导致心脏出现了问题。冠心病患者做完手术后，运动方面又要注意什么呢？

## 专家提示

冠心病患者的运动要坚持几个原则：

首先，要选择喜欢的运动方式并持之以恒，如步行、打和平球等。从事自己喜欢的运动能感到快乐，身体也会分泌有益的物质，对心脏有好处。

其次，要有一定的运动强度。普通的散步可能达不到运动效果，只有在步行的过程中微微出汗，才能起到锻炼的作用，但是要注意以不累为前提，不必为了完成已经制定的运动标准超负荷锻炼。

最后，要合理安排运动时间。一天当中什么时间运动最好也要因季节而异。例如，冬季早晨气温低，出去运动时容易因为冷空气刺激诱发血管收缩，有造成心脏病突发的风险，因此，冬季最好在 9:00 ~ 10:00，稍微暖和一些时再出门运动。

第四十三章

# 要留意的"心"事

讲解人：李建平

北京大学第一医院心血管内科副主任、主任医师

\* 血液指标肌钙蛋白提示哪些问题？

\* 心绞痛的好发部位有哪些？

\* 如何争取时间挽救更多心肌梗死患者？

血液中的一项指标，竟是一种严重疾病的早期信号；当危险降临，如何争分夺秒挽救生命？北京大学第一医院心血管内科副主任、主任医师李建平，告诉您在心肌梗死高发的季节，如何提早化解致命的危机。

## \* 血液指标肌钙蛋白高

70 岁的老刘身体一直没有太大的问题，可是上周他出现了胸闷的症状，来到医院经过一系列的化验检查，老刘被医生紧急收治住院。原来他的一项血液检查指标出现异常，肌钙蛋白竟高达每毫升 0.4 纳克，为正常值的 10 倍。为避免心肌梗死的发生，医生立即为他进行了药物治疗。但是老刘却很是不解，自己就是有点胸闷，怎么可能是心肌梗死呢，这肌钙蛋白，究竟与心肌梗死有着怎样的关系呢？

专家提示

肌钙蛋白项目本身不是临床常规做的检测项目，如

果医生怀疑患者得了严重的心脏病，特别是考虑患者有心肌梗死危险的时候，可能要给患者做这样一项检查。肌钙蛋白实际上是心肌细胞里存在的一种蛋白质，在正常情况下血液里面检测不到这种蛋白质。只有在心肌细胞受到严重的损伤，如发生心肌梗死的时候，是严重的心肌缺血性的损伤，这时心肌细胞会把这种蛋白质释放到血液里面来，这时我们能在血液里检测到这个肌钙蛋白。反过来说，一旦检测出肌钙蛋白，往往提示身体里面有早期心肌梗死的迹象。

## * 心肌梗死症状误以为是急性肠胃炎

68岁的退休教师老王，八年前就曾经被确诊为冠心病，通过按时服药和生活上的调理，病情一直很稳定。上周的一天她外出买菜，突然感到头痛难忍，随后出现呕吐、腹泻的症状。老王以为是急性胃肠炎，于是想自行吃药了事，但身为医生的女儿却觉得母亲的情况并非那么简单，于是直接把她送进了附近的医院。经过心电图检查，老王很快被确诊为急性下壁心肌梗死。

专家提示

心绞痛或心肌梗死有时会表现为胃肠道症状，不适的部位在上腹部，并出现严重的恶心、呕吐。因为心脏位于胸腔当中，下方跟胃接触，中间有一层膈肌，在发生心肌梗死，特别是下壁发生心肌梗死时，就容易刺激膈神经，使患者出现胃肠道的症状。

## * 判断冠心病发作需结合症状及持续时间

在心绞痛或心肌梗死发作时，神经分布导致患者的腹部、背部、肩膀、上臂、牙龈、咽喉部，都是心绞痛的典型发作部位，一旦这些部位出现症状，就要及时到医院的心内科进行检查，因为这极有可能是心肌梗死的前兆。

症状既可以反映在心脏局部，又可以放射到咽喉部、牙龈、上腹部、左肩、左后背、左上肢等，甚至有一部分患者会反射到右侧。但无论症状发生在哪里，都与心肌缺血有关。出现这些部位的症状后，还要结合发作的时间，如果不舒服的感觉在5～10分钟就缓解了，一定要警惕可能是心肌缺血引起的症状，因为不论是普通的牙痛还是咽喉痛，都不会在短时间内缓解。

## * 识别心肌梗死发生的征兆

对于已经明确有冠心病的患者来说，心绞痛发作是每次5～10分钟，含了硝酸甘油1～2分钟就能缓解。如果某一次心绞痛发作，含了硝酸甘油1～2片，心绞痛仍不缓解，症状超过了30分钟，这可能是心肌梗死，要尽早救治。还有些患者过去没有经验，没有心绞痛的病史，首次出现腹部、背部、肩膀、上臂、牙龈、咽喉部不适，往往是明显的心肌梗死症状，一旦出现濒死感，伴有大汗，要尽早就医。

## * 危险因素越多　心肌梗死危险性越高

2012年11月6日是老王哥哥的生日，一大早她就来到哥哥家为他庆祝。就在吃完午饭后，老王觉得自己的胸口憋闷、疼痛，十分不舒服，当时老王要求回家休息，却被家人拦住了，家人觉得她有多年的糖尿病、高血压，因此很有可能是心脏出现问题。于是把她送到了家门口的医院，经过及时的冠状动脉造影检查发现，老王的右侧冠状动脉已经狭窄了98%，如果再晚一步也许就会命悬一线，这让老王和家人都捏了一把冷汗。

老王平时就有冠心病，出现过心绞痛，血管可能有比较严重的狭窄。心肌梗死就是在严重狭窄的基础上长了一个血栓，血流突然中断了，心肌严重缺血坏死。高血压、糖尿病、高脂血、吸烟、肥胖、缺乏运动、心理压力大、饮酒，还有一些冠心病的家族史，这些都是得冠心病、心肌梗死的危险因素，危险因素越多，得心肌梗死的危险性就越高。这些因素若能很好地控制，就能预防心肌梗死的发生。

## * 发现心肌梗死症状及时救治很关键

50岁的老刘患有多年的冠心病，由于并没有不适的症状，也一直拿自己当健康人看待，可就在上周他突然胸口憋闷得厉害，到医院检查，医生发现他左侧冠状动脉已经堵塞了80%，随时面临心肌梗死的危险，需要立即进行手术治疗。但是老刘一听要做手术，心里面就没了底，因为他觉得自己的情况没那么严重，只是偶尔疼一下，平时根本没有症状，但是老刘又担心，正像医生说的那样，心肌梗死会发作，于是四处给家人和朋友打电话，犹豫不决，他的情况应该怎么办呢？

专家提示

心肌梗死的患者如果过去有心绞痛，知道自己有冠心病，也在吃着治疗冠心病的药，一旦出现心肌梗死，需要更积极地治疗。但其实有很多患者，在心肌梗死发作以前没有过心绞痛，第一次冠心病的表现便是心肌梗死，这时让他做一个急诊的手术，患者可能从心理上接受不了。像老刘，他错过了开通血管的最佳时机，医生只能给他一些药物治疗。心肌梗死以后如果不能很好地把血管开通，接下来很严重的并发症是心功能不全。

心肌梗死发生两个小时之内，无论是用药物溶栓，还是做急诊的支架介入治疗，效果都是很好的，每治疗1000例的患者，可以减少65例死亡的风险，也就是挽救65个生命。溶栓就是用药物治疗。在静脉输液的时候用溶栓的药物，把血管里的血栓溶掉。另外一种方法叫经皮冠状动脉成型，简单地说就是做支架，医生通常在急诊的时候给患者做冠状动脉造影，发现哪根血管堵了，会通过抽吸血栓的办法，把血栓抽出来，再在狭窄的血管做支架让它通畅。超过2个小时以后，超过的时间越长，效果越打折扣；到了12个小时，如果还没有接受血管开通的治疗，基本上就不会给患者采取这两种治疗办法了。

## * 特殊的心肌梗死患者需进行外科手术治疗

一旦发生急性心肌梗死，一定要遵医嘱，尽早通过溶栓或支架介入治疗，开通闭塞的血管，以避免心肌梗死带来的严重并发症，甚至生命危险。

一些病情严重的患者，血管条件差或出现严重的并发症，如心肌梗死后的心脏破裂，这样的患者预后差，死亡率高。有部分患者心脏破裂在室间隔，发生室间隔穿孔或乳头肌断裂，出现这些并发症时，就要借助外科手术进行治疗。但是通过外科手术抢救心肌梗死是不得已的行为，药物溶栓和支架介入治疗是简便、有效的治疗方法，特别是急诊介入治疗效果是最好的。

第四十四章

# 解密真假冠心病

讲解人：李建平、俞敏萱

李建平　北京大学第一医院心血管内科副主任、主任医师

俞敏萱　北京大学第一医院神经内科副主任医师

\* 装上支架就一劳永逸了吗？

\* 情绪上的胸闷有何不同？

\* 如何使用"ABCDE"法则预防再次心肌梗死？

　　早春正是乍暖还寒的时节，变化多端的天气很容易诱发心脑血管疾病。一般人在出现胸闷、气短的时候，都怀疑自己心脏出了问题，但这心脏病也有真假之分，那哪些症状是真，哪些症状又是假呢？北京大学第一医院心血管内科副主任、主任医师李建平与神经内科副主任医师俞敏萱为您解答。

## \* 冠心病的术后注意事项

　　2007 年 12 月，崔先生经过心脏支架介入治疗，冠状动脉堵塞的状况得到了缓解，血液又恢复了正常的流动。然而一年后的春节，崔先生又发生了意外的情况，他一年前做过支架的血管又发生了堵塞，还要再放一个支架。经过第二次支架介入治疗，他的身体恢复得很好，心情大好的他，还经常跟老伴出去旅游散心。然而，在一次旅游归来的途中意想不到的情况发生了，崔先生再次发生了心肌梗死，幸好被及时送往医院救治，抢救过来了。

那么，支架介入治疗后，究竟应注意些什么呢？

## 专家提示

做完支架介入治疗以后，血管管腔会明显扩大，恢复到正常的状态。但是做了支架介入治疗以后，不代表治愈了冠心病，不是一劳永逸的。患者还需要长期的药物治疗，大概不到 5% 的患者可能出现反复的发作。一般情况下，患者支架介入治疗后两周就要到医院复查，要做一次血液学的检查，医生给患者开一个月的药，然后叮嘱患者，一个月以后再回来复查，以后可以逐渐延长间隔，如 3 个月或是半年，最后一年来复查一次也可以，但是要长期、规律的复查。

患者装上支架后并非一劳永逸，不代表治愈冠心病，个到 5% 的患者会出现反复发作。须坚持药物治疗，并进行长期、规律的复查。

## * 冠心病与情绪上胸闷的区别

经历了三次手术的痛苦，崔先生明显地变了，他开始忧心忡忡，总是觉得自己的胸口疼，怀疑冠心病犯了。但是多次的检查结果显示，他的血管壁十分光滑，没有一丝堵塞的迹象，但崔先生认为是自己的病闹的，所以药吃了一把又一把，钱花了不少，却始终觉得症状越来越严重，甚至出现了记忆力减退、反应迟钝的情况。经医生测试结果显示，崔先生患上了中度焦虑症，但是令夫妇俩不解的是这种焦虑症怎么会引起胸闷、胸痛，它们之间又有着怎样的关系呢？

## 专家提示

如果出现胸疼、胸闷和出汗，并且 1 个月超过 3 次，就可以诊断为惊恐发作。它的特点是 1 个月要超过 3 次发作，患者经常紧急来到急诊室，到心内科做检查。再者，在发作的间期患者基本上正常，没有别的症状，但是男性患者可能伴有轻微抑郁。

如果胸闷气短的症状是因为心脏的问题引起的，症状的持续时间不会超过半个小时，一般是在 10 分钟以内，这种状况可以自行缓解，如服用硝酸甘油，在两三分钟之内就可以缓解。如果是一整天都会感到有点胸闷，特别是工作生活压力比较大、中年以上的人，总是出现胸闷的症状，患者一想到胸闷这种症状，就可能感到胸闷，而一旦忙碌起来或者睡着，胸闷就消失了，这种情况往往不是心脏问题引发的。这是从时间上鉴别的一个最简单方法。

## * 冠心病的二级预防

冠心病的二级预防可以预防冠心病患者再次发生心肌梗死。二级预防有一个"ABCDE"法则，A 代表血管紧张素转换酶抑制剂和阿司匹林，B 代表 β 受体阻滞剂、血压，而 C 代表降胆固醇和戒烟，D 代表合理的饮食和控制糖尿病，E 代表合理的运动和教育。教育是对患者的健康教育，使冠心病患者知道自己应该坚持服药，应该把自己的危险因素控制到一定指标，应该转变自己一些不良的生活习惯。此外，患者要保持一个良好的心态。

心脏问题引发的胸闷症状持续时间不超过半小时，一般在 10 分钟内，而惊恐发作的胸闷症状一个月出现超过 3 次，并且症状持续时间很长，如果患者没有胸闷的心理暗示，症状就能消失。

第四十五章

# 谁在心脏里埋下了 "地雷"

讲解人：洪涛

北京大学第一医院心血管内科副主任、主任医师，北京大学

第一医院心血管病研究所副所长

\* 冠心病介入治疗的效果如何？

\* 介入手术后的药物如何服用？

\* 怎样做才能避免心肌梗死的发生？

　　心肌梗死情况十分危急，医生如何妙手回春？搭桥手术后，为何再次发生危险？冠心病患者如何防止二次堵塞？北京大学第一医院心血管内科副主任、主任医师，北京大学第一医院心血管病研究所副所长洪涛教您用健康正确的生活方式排除心脏上的一个个隐患。

## \* 冠状动脉病变引发心肌梗死

　　2011 年 4 月的一天，120 急救中心接到一名奄奄一息的患者——梁先生。经过一番急救，患者的情况逐渐稳定下来。梁先生此次危险是由冠状动脉病变引发心肌梗死所致。

### 专家提示

　　冠状动脉是从主动脉根部发出的向心肌提供血液灌注的血管，分为左右两边。左边是左冠状动脉主干，又分为两根，一根顺着前室间沟走，称为前降支，也是最

重要的一个分支，另一根绕着心脏向后走，称为回旋支；右边是右冠状动脉。这三根血管为心脏供血。梁先生当时的情况是冠状动脉主干全闭塞，右冠状动脉近端完全闭塞，病变非常严重。

## ＊搭桥手术行不通　支架介入难度大

如果按照常理来说，像梁先生这样多根血管出现严重病变的情况，通常都会考虑进行搭桥手术治疗，但医生通过检查，认为梁先生的情况并没有那么简单，他的血管情况非常糟糕，之前的桥血管已经堵塞95%，而且不能再实行搭桥手术。医生究竟还有没有办法挽救命悬一线的梁先生呢？

专家提示

梁先生右边的血管完全堵塞，左主干的一个分叉次全闭塞，同时前降支和回旋支也完全闭塞了。从理论上讲，这样的病变程度应该首先考虑进行外科搭桥手术，但由于他以前做过心脏搭桥，受上次手术的影响，心脏与周围组织出现粘连、解剖结构不清等情况，如果要在此基础上实施第二次手术非常困难，手术风险也很高。另外，他自身可用于搭桥的血管也有限，因此，不到万不得已的情况，一般不会进行再次搭桥。

如果是进行支架介入治疗，血管直径小于2毫米，介入支架难度大，现在临床使用的最

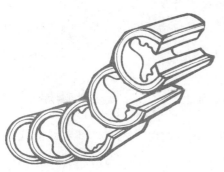

小的支架直径是 2.25 毫米，而梁先生的血管不到 2 毫米，所以支架也是放不了的。自身的血管处理不了，又不可能做二次开胸去搭桥，只能处理还能处理的桥血管。

## * 桥血管介入治疗需防止血栓脱落

梁先生被推进手术室半个多小时了，医生经过反复论证，确定了最佳的手术方案。时间一分一秒地过去，手术室内外都气氛凝重。1 个小时过去了，手术顺利完成。梁先生那根被堵塞了 95% 的桥血管治疗成功，终于脱离了生命危险。

### 专家提示

桥血管的处理，跟普通自身血管的处理不一样。静脉桥的材料取自下肢的大隐静脉，从生理上讲，静脉血管不需要承担高压力，所以血管壁主要是中层平滑肌，比相同部位的动脉血管薄。将静脉血管取下来移植到主动脉与冠状动脉之间做桥血管后，它承受了很高的动脉压力，随着时间的推移，桥血管会发生退化、病变。除了狭窄以外，静脉桥血管很容易有一些疏松的、富含脂质的斑块组织悬挂在其中，同时也很容易长血栓。所以桥血管的介入治疗，操作比普通的自身血管要困难得多，它需要一些特殊的器械，还要有远端保护装置，尽量避免远端血管在处理的过程中由于脂质成分、血栓脱落而发生堵塞。

## * 冠心病症状有前兆　运动时发作是信号

梁先生是位快板演员。早在 2005 年，梁先生在演出过程中就感觉心脏丝丝拉拉地疼，还有些憋得慌，嗓子也不舒服，每场演出到 1/3 的时候，都会出现这样的感觉。2005 年 1 月 20 日，梁先生在关窗户时感觉难受，随后便倒在地上，家人将他送进医院。谁知，到医院刚做完检查，医生就拿出了一份病危通知书，告知他们梁先生严重心肌缺血，随时会有猝死的危险，要求立即办理住院手术，并准备实行紧急手术。一听这话，夫妻俩都急了，不过与妻子的着急不同，梁先生是因为觉得医生"不靠谱"。自己从来没有胸闷心痛的感觉，也没感觉到心区有什么异常，怎么就得上心脏病了？既然这么严重那为什么自己没有心绞痛、心肌梗死呢？

## 专家提示

梁先生的症状是比较典型的心绞痛症状，总是在活动的时候发生，演出时、走得快时，就觉得嗓子不舒服，虽然这个部位不是典型的心绞痛的位置，症状也不是疼的感觉，但是从心内科医生的角度看，还是较为典型的心绞痛的症状。一般如果是轻度的心绞痛发作，不会有全身症状，只有在缺血比较严重、心脏排血量减少、全身都处于继发的缺血状态时，才会觉得全身乏力，必须要躺下，这是比较严重的缺血表现。

如果有跟活动相关的不适的症状，不管这种不适的症状具体的部位或者性质是什么样，只要跟活动相关，停止活动马上消失，而且这种症状在同样的活动量的情况下，反复发作，就要高度怀疑是冠心病的症状，这个时候需要到医院做相关的检查。

## *做完手术要保养　维护心脏要求高

不管是支架介入治疗还是搭桥手术治疗以后，对身体的维护都非常重要。如同机器，除了让它运转，让它正常的工作，还得给它做定期的保养，该加润滑油的地方，还得去润滑一下。心脏的血管也是这样的，不管是放了支架，还是做了搭桥，必须去维护它。维护的措施，一方面是生活方式的调整，改变那些不健康的习惯；另做完支架或者搭桥手术都要注意维护。从生活方式进行调整，还有长期使用合适的药物。

一方面是得长期地使用一些药物，这样能够尽量减少以后复发的风险。

1. 医生叮嘱要记牢，早睡早起身体好

人体各脏器都在夜间得以休息和恢复，长期晚睡或睡眠不足会刺激交感神经兴奋，导致神经调节紊乱、心率加快、血压升高。因此晚上 10：00 到凌晨 6：00 是最佳睡眠时间，这个时间应该尽可能休息，尽量避免熬夜。

2. 适当运动身体好，别为偷懒找借口

冠心病患者应当坚持每天力所能及地运动 30 ～ 60 分钟，运动时心率应该比休息状态下有所增加且不超过（170- 年龄）次 / 分，停止运动后 10 ～ 15 分钟心率恢复到运动前水平，运动中无心绞痛、呼吸困难等不适症状。同时尽量多参加种花养草、养小动物等日常活动。尤其是使用大隐静脉搭桥的患者，术后适当的锻炼有利于尽早恢复静脉回流功能。

3. 运动里面有玄机，千万不要闯误区

冠心病患者，做运动应该是做有氧运动，一般推荐快步走或者慢步跑。如果年龄大，关节不太好，走路不太稳当，或者觉得很累，那么不慢跑也不强求，但是要记住，慢跑是可以的，如果能忍受的话，能够完成这个运动，慢跑是很好的锻炼方式。其他的包括骑自行车、跳舞、游泳、打球，只要是有氧运动，对冠心病患者来讲都合适。对于有心脑血管疾病的患者，尤其是老年人，应该尽量避免需要屏气才能完成的运动，比如举重、引体向上等。

4. 油炸食品危害大，尽量不要触碰它

我们不可能完全避免胆固醇的摄入，加之胆固醇毕竟也是身体需要的营养物质之一，所以完全地避免摄入，不可行。油炸食品是需要尽量避免的，油炸食品有如下两个问题，一是它油脂的含量很高，它的油会渗透到其他的物质里面去。比方说炸油条，面饼里也会渗进油去，炸鸡块，鸡块里头也会渗进油去，所以油炸食品热量会很高。二是食用的植物油一般都含不饱和脂肪酸比较多，饱和脂肪酸少，属于符合健康要求的食用油；但是在高温烹炸的时候，它会产生一种有害的物质，叫作反式脂肪酸，这种物质对血管有很明显的损伤，所以要尽量少吃油炸食品。

5. 鸡蛋不要吃太多，1 周 4 个刚刚好

正常人 1 天吃 1 个鸡蛋，胆固醇摄入量就够了，如果是冠心病患者，应该更加减少胆固醇的摄入量，建议 1 天不超过 200 毫克。如果 1 天吃 1 个鸡蛋，就已经超这个量了，所以要减少鸡蛋的量，差不多隔 1 天吃 1 个蛋黄。

6. 血糖超标伤血管，严格控糖保通畅

合并糖尿病的冠心病患者，如果血糖控制不好的话，血管容易再出问题，支架的远期疗效也会受到很大影响，因此严格控糖非常重要。一般来说，应该做到空腹血糖不超过 7 毫摩尔 / 升，餐后的血糖不超过 10 毫摩尔 / 升，糖化血红蛋白不超过 7%，同时应避免低血糖发作。

7. 持之以恒去复查，降低风险有保障

做过介入治疗的患者，应定期地做检查，患者只要按照约好的时间回医院，医生会询问症状有没有复发、血压的情况，再给患者做相应的定期化验。然后患者遵医嘱，调整不良习惯。这样如果患者能够坚持下来的话，以后复发的风险会明显降低。

合并糖尿病的冠心病患者一定要控制好血糖，如果不控制好会诱发很多问题。

第四十六章

# 伤心"黑名单"

讲解人：洪涛

北京大学第一医院心血管内科副主任、主任医师，北京大学
第一医院心血管病研究所副所长

* 威胁心脏的"黑名单"有哪些？
* 冠心病的检查及诊断误区有哪些？
* 冠心病患者的运动原则是什么？

　　冠心病作为心脏最多发、最危险的一种疾病，究竟是何种原因所致？如今已经列出了威胁心脏的"黑名单"，您的状况会不会已经榜上有名了呢？北京大学第一医院心血管内科副主任、主任医师，北京大学第一医院心血管病研究所副所长洪涛告诉您如何正确判断冠心病的发生以及心脏病人的运动原则，帮您解除伤心"黑名单"，排除心脏上的一个个隐患。

## * 威胁心脏"黑名单"——"三高"

### 1. 脂代谢紊乱

　　在中国的成年人中，如果统计脂代谢紊乱的比例，大概能够占到18%。动脉粥样硬化从病理上讲是血管壁上有了脂质成分堆积，形成了斑块，斑块突出到管腔里，堵塞了部分血管腔。如果血液中胆固醇水平太高，它就很容易沉积在血管壁中，跟胆固醇水平正常的人相比，形成动脉粥样硬化斑块的可能性就更大一些，发生心血

管病的年龄也更早一些。

2. 高血压

高血压是动脉粥样硬化的重要危险因素。在中国的成年人群中，平均每 5 人至少有一个血压异常。冠心病患者中有 60% ～ 70% 的患者血压是增高的，另外，心肌梗死的患者中有 40% ～ 50% 的患者血压是增高的。血压增高，血管壁受到的冲击力就会增加，血管壁内膜受到过度的冲击，内膜功能就会受影响，血液里的胆固醇容易穿过内膜损伤的地方，沉积到血管壁，形成斑块。

3. 糖尿病

中国的成年人里，糖尿病的患病率是 10% 左右，男性比女性稍高一些。糖尿病患者发生动脉粥样硬化的危险程度是比较高的。有统计显示，所有的冠心病患者中，大概有 1/3 被确诊为糖尿病，另外有 1/3 有糖代谢异常（空腹血糖过高或餐后血糖过高），只有 1/3 的冠心病患者糖代谢还处于正常水平。所以，糖尿病跟动脉粥样硬化的关系是很密切的。

医学上把糖尿病称为冠心病的等危症。据研究，还没有发生冠心病的糖尿病患者，与已发生冠心病的非糖尿病患者，其远期发生不良心血管事件的危险性是相似的，所以把糖尿病叫作冠心病的等危症。除此以外，糖尿病合并的动脉粥样硬化，往往病变的范围更加弥漫，程度也更重。还有一部分糖尿病患者，血糖控制不好，继发糖尿病神经病变，对痛觉不敏感，即便心脏缺血也感觉不到疼痛，直至因心肌梗死继发心脏功能衰竭，才因为心力衰竭的症状就诊。

## *威胁心脏"黑名单"——吸烟

23岁的小伙子小张，身体非常壮实。不知是遇到了什么不顺心的事情，他因为心情郁闷，一天抽了5包烟，烟抽完后，他便犯病了。送到医院以后发现，是大面积的心肌梗死，治疗中发现，他的血管本身并无狭窄，但是形成了大量血栓，导致冠状动脉堵塞。

### 专家提示

烟里面含有上千种化学成分，有些成分会刺激身体导致交感神经兴奋性增高、心率加快、血压升高、心肌耗氧量增加，有些成分会干扰血液携带氧的能力，有些成分会增加心肌对儿茶酚胺的敏感性，有些会导致血管痉挛，还有些对血管内皮有明显的损害。血管内皮损伤以后，内皮下组织暴露在血液中，就会刺激血小板在局部聚集，形成血栓。这种血栓形成的速度非常快，几秒钟之内就可以形成一个完全堵塞血管的血栓。

## *威胁心脏"黑名单"——A型性格

A型性格的人，随时随地处于一种争强好胜的攻击状态，交感神经兴奋性比较高，心脏也容易出问题。研究认为，A型性格可能跟动脉粥样硬化有关。所以，遇事还是顺其自然比较好，没有必要给自己施加过多压力。

## *冠心病发作有特点

跟心血管系统疾病有关的胸疼，不完全都是心绞痛。从疼痛的部位上看，心绞痛绝大多数部位是在胸骨后或者左前胸，极少数会在别的地方，通常被描述为钝痛。

只要胸痛跟活动有明确关系，停下来很快缓解，就要想到可能是冠心病。不同的人疼痛的位置是不一样的，但如果活动时总是在某一个特定的地方疼，检查没有发现其他疾病可以解释症状，也要怀疑是否有冠心病。

## * 冠心病检查及诊断误区

老高平时很注意自己的身体健康，每年体检都会一项不落地做。可是今年，他在做完冠状动脉CT之后，结果显示心脏血管有狭窄，这下可急坏了老高，紧接着他就住院了，又经过一系列的检查，结论居然是老高并没有冠心病。

### 专家提示

冠状动脉CT的阴性预测价值更高，就是说扫描了以后如果显示血管没有问题，那这个结果基本是可信的，但是如果CT的结果发现有狭窄，狭窄了60%~70%，这个结果不一定是准确的，它的狭窄程度往往不到这么重，所以CT有可能会误判、会重判。因为CT检查的特点，要求心律很规则，否则检查结果就会受影响。所以，对于CT的检查结果，如果它报有问题，不见得准，它报没问题，一般是准的。

## * 背上 Holter 仪器　我们注意些什么

Holter以检测缺血作为目的的话，不要平躺，要正常的生活，甚至可以试着增加活动量，诱发不舒服的感觉。它比普通的心电图检查出心肌缺血的机会更高一些。

### * 平板运动

平板运动可以通过速度和坡度来很精确地控制活动量。在活动的过程中，心率就会加快，如果出现典型的心绞痛症状，分阶段描记下来的心电图出现了明显的缺血的改变，停止活动以后，改变消失，此时诊断冠心病的可能性就很大。与普通心电图相比，平板运动试验相对比较准确。

### * 心脏病人的运动原则

赵女士自从确诊了冠心病，每天吃药都是按时按量，尤其对自己的心脏格外在意，到后来，甚至都不敢下楼了，也退出了以往的集体舞蹈队，生怕自己心脏受不了，这样做对吗？

**专家提示**

运动对于冠心病的危险因素，如高血压、高血糖、血脂异常，有很好的改善作用。适当的运动，可以改善心肌对缺血的耐受性。规律的运动锻炼，还可以促进侧支循环的形成。所以如果能耐受，要尽量多动。

### * 公式控制运动量　心率规范不超标

运动的量，每天争取能够运动 30 ～ 60 分钟。运动的时候，有两个指标要保证，一是心率每分钟至少要增快 10 次，二是心率不要超过（170- 年龄）次 / 分，同时不发生胸痛、呼吸困难等症状，保证安全。

## * 出现了突发事件该怎么办

如果心绞痛或者心肌梗死突然发作，我们能做的事情有限，就是躺下休息，含一片硝酸甘油，但如果含硝酸甘油后 5 分钟症状仍不缓解，就不要继续了，否则可能会引起更严重的后果，要及时拨打急救电话。

## * 冠心病患者换季贴士

秋冬季节是冠心病的一个高发季节，遇冷空气刺激的时候，血管容易痉挛。已经确诊有动脉粥样硬化、冠心病的患者，要避免冷空气的突然刺激。从温暖的环境外出时，可以在门厅稍作停留，让自己的身体有一个过渡的过程，这样避免冷空气突然的刺激，可以减少发生问题的风险。

第四十七章

# "心"的危机

讲解人：刘小慧
首都医科大学附属北京安贞医院心内七科主任、主任医师

* 心力衰竭的症状有哪些？
* 高血压导致心力衰竭的真相是什么？
* 心力衰竭程度如何自我判断？

久治不愈的咳嗽、胸闷，给人们的生活蒙上阴影。看似司空见惯的小症状，背后却另有隐情。为何心脏会悄然增大？我们又该怎样察觉心脏出现的变化，提早化解危机？首都医科大学附属北京安贞医院心内七科主任、主任医师刘小慧为您解答。

## * 心力衰竭的定义

2010 年 5 月 20 日深夜，56 岁的李女士在睡梦中被胸口一阵阵憋闷惊醒了。她坐起来好一会儿，症状才有所好转。由于之前偶尔也出现过这样的情况，所以李女士没有太当回事。可是就在第二天，相同的情况又发生了。在去接孙子放学的路上，李女士突然感觉到一阵阵憋闷急上胸口，随之而来的是眼前一片模糊，浑身上下一点力气都没有。还没等她反应过来，眼前一黑就晕倒在地上。老伴儿闻讯赶忙将她送到了医院。

医生让李女士立即进行肺部 X 线摄影的检查，检查结果显示，她的心脏比正常人明显要大。

**专家提示**

正常的心脏一般有拳头大小，直径4厘米左右。李女士的胸片提示她的心脏扩大了。心脏扩大后，心脏的工作效率会降低，造成心功能不全，心脏不能有效工作，进而发生心力衰竭，也就是通常所说的心衰。

## * 胸闷、咳嗽、消化功能差 警惕心力衰竭来袭

心脏正常的功能是通过心脏收缩排血，把血液排到全身以满足肌体的需要。但心脏是一个密闭的器官，当心脏得了病以后，不能排出相应的血，就会造成血液淤积，如淤积在肺，叫作肺淤血。根据心力衰竭的程度不同，患者有的时候感觉呼吸困难、气短，心力衰竭加重之后夜间睡觉的时候会突然憋醒，感觉到气不够用，再加上咳嗽，严重的话会咳泡沫样的痰，有的人痰中会带血，再严重的会发生肺水肿。如血液淤积在体循环，表现为肝脏肿大、肝区疼痛，有的人食欲不好、消化功能不好，出现了腿肿。这些都是心力衰竭的症状和表现。

## * 导致心力衰竭的原因

李女士还是觉得像在做梦，此刻，她迫切想知道，自己好端端地为何就会心力衰竭呢？为了找到主要原因，医生对李女士进行了详细的问诊，最后隐情逐渐浮出了水面。原来，李女士的心力衰竭跟她多年来如影随形的一种慢性疾病有着密切的联系，正是由于这种慢性疾病没有得到很好的控制，才最终导致了心力衰竭的发生。这个结果让李女士大吃一惊。

专家提示

　　心力衰竭是各种心脏病发展到一定阶段的结果。如高血压、冠心病，还有一些慢性瓣膜病、先天性心脏病、心肌病，如果没有得到很好的治疗或纠正，发展到一定阶段引起了心脏扩大，就会发生心力衰竭。高血压是造成心力衰竭的主要病因之一，所以心力衰竭也是高血压主要的并发症。

## ＊高血压导致心力衰竭的真相

　　心脏就像一个泵，要把血液打到大血管中，供应肌体的需要。血压高了，心脏的阻力就会增大，心肌需要拼命收缩才能把血打出去，这种拼命收缩就会导致心肌肥厚，心室重构。但心肌肥厚并不是无限制的肥厚，肥厚到一定程度后，心肌细胞就会发生坏死，心脏慢慢扩大，继而出现心力衰竭。

## ＊各类慢性疾病导致心力衰竭的速度大不相同

　　不同的病发展到心力衰竭的时间是不一样的，大多数心脏病发展到心力衰竭是一个缓慢的过程。如李女士的高血压得了很多年，主要是没有得到很好的控制，发展到心脏扩大，出现心力衰竭。这个过程有的人可能是几年，有的人可能是十多年，甚至有的人可能是几十年。但有些心脏病发展到心力衰竭很快，如冠心病的急性心肌梗死，血管堵了造成心肌坏死，心脏收缩功能减退，可能会短时间出现急性的左心力衰竭。发展的速度取决于患有什么基础病。

冠心病、心脏瓣膜疾病、高血压、急性心肌病都会导致心力衰竭的发生。如果高血压没有得到很好的控制，也许会在 3～4 年后发生心力衰竭。如果急性心肌病得不到很好的控制，可能一年内就会发生心力衰竭。因此，及早治疗就变得至关重要。

## * 心力衰竭程度的自我判断

患者得了心力衰竭,怎么判断自己心力衰竭的严重程度?一个简单的方法是根据日常活动量的大小来判断。

心力衰竭的严重程度分为四级。一级:心功能一级,基本上是正常的,日常生活工作不受任何影响;二级:是轻微的,活动的时候有轻度的受限,比如重体力活不能干,但日常的打扫卫生、上楼是没问题的;三级:活动量明显受限,一般的日常生活,比如买菜、上楼、提重物上楼、用力拖地,都不行了;四级:是发展到更严重的阶段,不活动都会呼吸困难,会有气短。所以越到高级,说明心力衰竭越重。

## * 心力衰竭治疗的三原则

治疗心力衰竭遵循以下几个原则,病情是能够稳定的。第一,控制好基础病。心力衰竭患者大多数都有基础的慢性病,发展到一定阶段引起心脏扩大,才会走向心力衰竭。比如李女士,如果早注意把血压控制好,可能就会避免或者能延缓、推迟走向心力衰竭的时间。所以,高血压要控制好血压;冠心病要吃药,防止心脏缺血;风湿性心脏病需要尽早地进行心脏外科手术,换瓣治疗。第二,一定要规范治疗。心力衰竭要长期的药物治疗,药物治疗主要是两个目的。一是缓解症状,比如李女士咳嗽、气短,能通过一些药物,例如利尿药、强心药,改善症状,让咳嗽、水肿、腿肿这些症状缓解;二是改变远期的预后,因为心力衰竭的死亡率还是比较高的,所以要降低可能会造成的不好的后果。第三,心力衰竭患者要根据自己的病情,及早到医院,找医生调整药物。

只要控制好基础疾病,再加上合理的用药和定期的调整药物,心力衰竭就可以得到非常好的控制。

227

## * 心力衰竭患者日常生活中的注意事项

虽然通过药物能够延缓发展，但心力衰竭加重还是有一些诱因的，所以应该尽量地避免这些诱因。第一，感冒造成心力衰竭加重的诱因是，呼吸道的感染会加重心力衰竭的负担，所以有心脏病的患者要根据天气的变化来增减衣服，避免感冒使心力衰竭加重。第二，要有良好的生活方式、低盐的饮食，因为心力衰竭患者体内淤血，常出现水肿、肝脏肿大，这是体内聚集过多液体，不能通过排尿排出去，蓄积在体内发生水肿或肝大，如果吃得过咸，摄入的盐多就会加重水肿，加重心脏的负担。第三，根据自己的情况做一些适当的活动，增加自己的肺活量。通过有氧运动，改善骨骼肌的血液供应，也对心力衰竭恢复有很大好处。心力衰竭患者最好的运动也是最简单的运动，是平地快走。对于心力衰竭患者或者有基础心脏病的患者，运动一般强调循序渐进，在感觉良好、没有症状的时候，可以多运动一些。如果一旦出现心力衰竭症状，病情不稳定了，要根据自己的情况来定活动量的大小。第四，学会自己观察病情的变化，一旦发现有尿少、体重加重、食欲减少或呼吸困难加重等提示，可能出现了心力衰竭或心力衰竭加重，就要及时看医生来调整治疗方案。

## * 三招助高血压患者远离心力衰竭

第一招，控制好血压。降压是预防心力衰竭最根本的办法，降低血压就能够减少高血压造成的心力衰竭、脑卒中、肾功能不全等并发症。高血压患者要长期规律服药，只有吃了药才能把血压降下来。血压高了就吃药，血压低了就停药，这是高血压治疗过程中最大的误区。

第二招，控制好危险因素。有些高血压患者合并有血脂异常、肥胖、糖尿病等，如果不控制好这些危险因素，也会加重高血压，加快走向心力衰竭的速度。

第三招，建立健康的生活方式。高血压患者无论有没有心力衰竭，都要低盐、低脂饮食，规律运动。而且在运动前要确保服用降压药，不要在清早运动，因清晨血压高、心率快，加上一夜没有饮水造成血液黏稠等因素，会导致心血管疾病如心肌梗死或脑卒中高发。

控制好血压是预防心力衰竭发生的根本，除此之外，锻炼心肌也很重要，打太极拳、游泳、平地快走都是非常好的锻炼方式，但在做这些运动之前，请务必先服用降压药物，以免发生危险。

第四十八章

# 抵挡心脏射出的"子弹"

讲解人：许俊堂

北京大学人民医院心内科主任医师

*房颤是导致脑梗塞以及外周动脉栓塞的重要原因吗？

*抗栓治疗成为预防脑梗塞、外周动脉栓塞的重点原因为何？

脑梗塞是一种高发的心脑血管疾病。突发脑梗塞带来的往往是非死即残的后果。那么到底是什么原因导致突发脑梗塞？又有哪些办法可以预防？北京大学人民医院心内科主任医师许俊堂为您解答。

## *脑梗塞和外周动脉栓塞是同一类疾病

82岁的张先生曾经因为突发脑梗塞被紧急送到医院。幸亏抢救及时，病情没有延误，张先生捡回了一条命，但是却留下行动不便的毛病。无独有偶，顺义区的肖女士午睡醒来，突然发觉双腿不能动弹，被紧急送到医院，发现是双侧下肢动脉堵塞，一度面临双腿截肢的危险。

### 专家提示

脑梗塞和外周动脉栓塞是同一类疾病，都是血栓堵塞动脉引发的。不同的是血栓堵塞的位置不同，张先生的脑梗塞是血栓堵在了脑血管上，肖女士的下肢动脉堵塞是血栓堵在了腿部动脉上。相应地，身体其他器官也会发生动脉栓塞，例如，堵塞眼部动脉，造成失明；堵塞肠系膜动脉，导致肠坏死。

## * 可怕的血栓从何而来

导致张先生和肖女士发生动脉栓塞的血栓到底从何而来呢？医生翻阅了张先生和肖女士的病例记录，发现张先生和肖女士存在一个共同点，那就是他们都有房颤的情况。房颤是心脏疾病，难道致命血栓就是从心脏里射出来的吗？

**专家提示**

导致脑梗塞和动脉栓塞的血栓主要来自三个方面：心脏源性、血管源性、反常栓塞。

（1）心脏源性。最为常见的是血栓来源于心脏。心脏里产生了血栓，随着心脏的收缩，血栓被挤出心脏，顺着血流，停在哪堵在哪。

（2）血管源性。由于动脉血管粥样硬化，在血管内形成斑块，斑块一旦破裂脱落，就会形成血栓，造成堵塞。

（3）反常栓塞。静脉的血栓，顺着血流回到心脏，又从心脏流到动脉，造成堵塞。

预防脑梗塞和动脉栓塞，首要任务是预防心脏射出的血栓。

## * 心脏为什么会长血栓

张先生和肖女士都存在房颤的情况。难道说是房颤导致他们的心脏长血栓吗？还有哪些心脏疾病容易导致心脏长血栓呢？

**专家提示**

房颤是导致心脏长血栓的重要原因之一。房颤会导致心房无节律地跳动，时快时慢。当心房跳动减慢或停跳的时候，心房内血液停止流动，就容易形成血栓。房颤患者最常见的问题是发生脑梗塞。如果在房颤的基础上，同时患有高血压、心功能不全或者心力衰竭、糖尿病，或者高龄，那么患者发生脑梗塞的风险就非常大。

## * 房颤难以治疗和预防

导致房颤的主要因素是年龄。55 岁以上，随着年龄的增长，发生房颤的概率会逐渐增加。75 岁以上的人，房颤发病率超过 10%。另外高血压、心脏的器质性病变（瓣膜病、心包炎）、甲亢等也是导致房颤的因素。

正常人心脏跳动是 60 ～ 100 次 / 分，而发生房颤时，心跳不规则，有时候心跳可以达到 100 ～ 160 次 / 分。有的患者还会出现心跳慢的情况。

房颤最常见的症状是心慌、心跳加快、气短，严重时会导致休克。

## * 预防脑梗塞和动脉栓塞　防治重心需转移

虽然房颤不好控制和预防，但是可以把防治的重心转移，从防治房颤转移到防治血栓上。只要不让血液凝固形成血栓，就可以有效预防脑梗塞和动脉栓塞。

防治血栓形成，有两类重要的药物：抗血小板药和抗凝药。其中，抗凝治疗是最重要、最有效的预防措施。常见的抗血栓药有阿司匹林、华法林等。

房颤有相当多的并发症，脑梗塞和动脉栓塞是常见的并发症。但是很多的患者一辈子都不能完全地根治房颤。要想预防脑梗塞和动脉栓塞，必须转移预防的重点。

## * 阿司匹林是否为 40 岁以上人群的必备药

阿司匹林的主要作用是预防血栓栓塞。40 岁以上的人，如果没有高血压、糖尿病、血管病变，那么不需要服用阿司匹林；针对已经有过心脑血管病或者发生过脑梗塞、心肌梗死这些情况的，阿司匹林是必须要终身服用的，只要没有禁忌证都要用。还有一些容易发生心脑血管疾病的高危患者，如有糖尿病、年龄又相对比较大，再合并高血压，这些患者尽管没有发生脑梗塞、心肌梗死，也应该服用阿司匹林。

## * 华法林是灭鼠药也是抗凝药

华法林发明于 20 世纪 40 年代，一开始被注册为灭鼠药，华法林和灭鼠药"杀鼠灵"的成分完全相同，实为同一种化学制剂。那么为什么灭鼠药也能抗血栓？

华法林抗血栓效果比阿司匹林还要好。国外研究表明，口服华法林，可以使得房颤患者发生脑梗塞的风险减少 68%，因为房颤导致的死亡可以减少 23%，再次发生脑梗塞的概率可以减少 66%，死亡率也是明显下降。华法林作为灭鼠药是使老鼠出血死亡，而用在人身上是防治血液凝结、防止血栓形成的。使用华法林抗血栓一定要掌握好用量。

## * 如何使用华法林预防脑中风

多种因素可影响华法林的抗血栓效果。日常饮食，常用药物都能影响华法林的药效。

华法林是维生素 K 拮抗剂，意思是说华法林有抵抗维生素 K 的作用。如果摄入过多的维生素 K，将会影响华法林预防血栓的功效。那么哪些食物里面含有维生素 K 呢？

我们常吃的绿叶蔬菜中就含有维生素 K。因此在服用华法林的时候，要稳定绿叶蔬菜的摄入量，每天 0.5 千克左右，不能今天吃得多、明天吃得少。此外，常用的解热镇痛药会增加华法林出血风险，最好不要同时服用。

只要患有房颤，同时还存在高血压、糖尿病、心功能不全等其中任意一项因素，就建议长期服用华法林。

阿司匹林和华法林不能同服。

## * 如何监测华法林用量

监测华法林用量是否合格，可以到医院抽血检查"国际标准化比值"。国际标准化比值是用来调节华法林用药量的参考数值，每一个服用华法林的人必须掌握。正常值范围为 2～3。服用华法林必须在医生的指导下用药，还要定期检查身体内血凝情况，及时调整用药。

第四十九章

# 重获"心"生

讲解人：顾承雄
首都医科大学附属北京安贞医院心外科副主任兼六病区主任、主任医师

*冠心病何时需搭桥？

*充当"桥"的血管哪里来？

*搭桥手术后的病人能否剧烈运动？

"一桥飞架南北，天堑变通途"，我们身体内如果血管出现堵塞问题，也可以采用与架桥类似的方式，即实施搭桥手术。那么，冠心病严重到什么程度需要搭桥呢？这个"桥"又是从哪里来的？首都医科大学附属北京安贞医院心外科副主任兼六病区主任、主任医师顾承雄为您解答。

## *可怕的冠心病

金先生是唐山市的一名警察，53岁，由于职业的原因，他一直坚持锻炼，身体素质也很好。但就在不久前，他遭遇了一场惊心动魄的意外。8月的一天，金先生在唐山市的一家游泳馆游完泳，正准备穿衣服回家，突然感觉眼前一黑，直接栽倒在了更衣间。被送到医院接受了心电图监测，医生发现他的心电图出现紊乱，怀疑他的心脏出了问题，于是紧接着做了冠状动脉造影检查，检查结果一出，医生就直接给他下了病危通知单，

因为他的冠状动脉三根血管有两根都堵塞了90%以上。

专家提示

冠状动脉因其分布形状酷似我们戴的帽子而得名，如图所示，主动脉将氧和好的动脉血通过自身及无数分支供给全身。主动脉有大量分支，经过不断地分级，才能为人体各个脏器供氧。它的第一对分支是冠状动脉，有左冠状动脉和右冠状动脉两个开口。左冠状动脉的第一段是左主干，分为左前降支和左回旋支，再加上右冠状动脉，共有三根主要血管。若这三根血管发生了病变，便是医生说的三根病变或者两根病变。

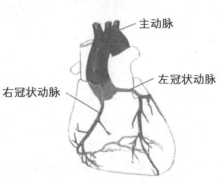

右冠状动脉

主动脉

左冠状动脉

## * 哪些冠心病患者不适合支架介入治疗

心脏内科支架治疗无须开刀手术，治疗也比较迅速，但是它仍存在几个问题。首先要考虑血管的粗细，其次要考虑病变的部位以及病变血管的数量，病变是否弥漫。如果病变的血管支数较多，需把所有弥漫性的病变都打开，则要放大量的支架。由于支架几乎全部由金属制成，并且要放多个支架才能把一段血管撑起来，所以原来软软的血管几乎变成一根钢管。另外，如果患者的血管全都放上支架，血管的侧支也都给堵死，就无法给心肌供应血液了。

如果患者病变部位呈弥漫性的狭窄，而且病变部位比较多，可能需要很多支架才能解决问题，这样也可能会把侧支循环的血管也堵死，这种情况就需要用搭桥的方法。

## * "移花接木"为心脏架设绿色通道

冠状动脉搭桥手术是指在主动脉与狭窄血管的远端之间架上"桥",或者直接将主动脉的分支接到狭窄的血管远端上的一种手术。这好比是开了一条新的路,把狭窄部分绕过去,让狭窄一端的血管重新通上血。人工搭建的立交桥是用钢筋、水泥搭建的,但人体内部的桥,最好用患者自己的血管,否则会引起排异反应。

## * 心脏搭桥的"桥"从何而来

心脏搭桥的"桥"是医生在患者自身的其他部位取得的血管。在本文所提病例中,医生是在金先生左下肢取了一段大隐静脉。人体的下肢静脉由深静脉和浅静脉组成,当浅静脉被去掉或者堵塞时,血液仍然可通过深静脉回流到心脏。也就是说,人体的静脉回流有两套装备,不用担心去掉了浅静脉会影响血液回流。另外,医生还可以取手臂上的桡动脉和胸骨后的乳内动脉等当作"桥"血管。

## * 冠心病的九大危险因素

冠心病的发生与九大因素相关,其中糖尿病、高血压和血脂异常三个因素个人难以控制,需要靠药物来改变,而吸烟、饮酒、肥胖、心理因素如压力过大、运动和饮食则由个人生活习惯决定,可靠自己调整。

## * 冠心病患者剧烈运动容易诱发心肌梗死

过分剧烈的运动,对于上了岁数的人来说并不一定

冠状动脉搭桥术是治疗冠心病比较彻底、有效的手段,一般会采用患者自身的血管,如腿部的大隐静脉或上肢的桡动脉来代替原来的血管。从病变的近端接到远端,绕开病变部位,建一条新的供血通道。

是好事。长时间剧烈的运动会伴随着血压的增高，增加血液对血管壁的冲击，跑步也好，骑车也罢，或是游泳，运动中的血压肯定要高于休息时。尤其对于遗传上有缺陷的患者来说，高血压冲击易造成血管壁损伤。适量的活动可促进血液循环，有利于脏器供血的增加，但过分剧烈的运动，就会带来弊端。所以对于高危患者来说，要对运动的量、运动的时间进行调控。例如，患者金先生原来游泳 1500 米，运动量过大，应当减掉 3/4，游400 米就足够了。